免疫的威力

免疫力，就是最好的醫生！
治癒過敏、發炎與癌症的免疫醫療法

THE POWER OF THE IMMUNITY

國際血液與
免疫醫學研究權威
伍焜玉
著

推薦序

載科學之道的免疫科普書

廖俊智（中央研究院院長）

近年來「免疫療法」在報章雜誌、科學期刊大出鋒頭，堪稱有史以來在癌症治療上最大的突破。免疫療法的先驅——詹姆士・艾里遜（James P. Allison）及本庶佑（Tasuku Honjo）也在二〇一八年獲得諾貝爾生理醫學獎。科學界對改造免疫系統來治療癌症的期待，總算在過去幾年的臨床試驗中獲得重大的突破。雖然免疫療法目前僅對特定血癌有效，但隨之而來的是科學界競相投入相關研究及生技產業界風起雲湧的投資，希望能在不久的未來一舉征服癌症。

一般大眾對人體免疫系統的重要性毫不懷疑，但免疫系統如何對抗疾病？即使非免疫學領域的生醫研究者都不見得說得明白，普羅大眾更是一知半解。因此，從學生到社會人士，都需要一本專業又深入淺出的免疫學科普書，可惜之前都未見相關著作。

很高興伍焜玉院士出版了這本《免疫的威力》，從歷史上的疫病開始談起，提到疫苗的發展及關鍵人物，接著詳細地解釋抗體、細胞免疫、發炎與疾病的相關性，最後介紹免疫療法。伍院士是享譽國際的血液與免疫醫學專家，發表過數百篇專精的研究論文，通常這樣的醫師科學家與一般讀者的距離較遠，但伍院士的文筆平易近人，書寫深入淺出，將免疫學知識與生活經驗連結得很緊密，讀者讀來會很感興趣，無形中也吸收了正確的觀念。

書中提及免疫學發展史上好幾則關鍵的研究故事，讓人讀來興味盎然。像是二次世界大戰時為了修補許多戰士的燒傷皮膚，醫師們必須進行異體皮膚移植，但異體移植會產生排斥反應，為了解決排斥反應，巴西裔英國醫師梅達瓦（Medawar）在軍方提供的有限經費支持下，對異體皮膚移植導致的排斥反應進行一系列實驗，開創了免疫相容性及免疫記憶的觀念，不但對免疫學貢獻很大，也為後來的器官移植打下很深厚的知識基礎。其他如歐斯洛（Oslo）與雅達松（Jadasohn）教授對紅斑性狼瘡的確診；類風溼性關節炎的研究及治療藥物的發展；摩納哥為了保護觀光產業而對近海水母所引發的全身性過敏進行研究支持，促成了法國醫學家查理•里傑特（Charles Richet）提出預防反作用引起的休克理論，解釋了全身性過敏症的發生原因。這些免疫學研究史故事，讓讀者更了解重要免疫理論及治療方式的發展過程，也提醒年輕科學家以基礎研究支持臨床醫療的重要性。

科學研究最終的目的，在解決宇宙人生的問題。科學家所做的研究結論和累積的知識，若能透過科普書寫，傳達給一般讀者，是知識份子對社會責任的實踐。伍院士在此之前曾出版過科普書《血液的奧祕：你必須知道的血液知識》以及《神奇的天然靈藥：阿司匹林的故事》，都是非常有趣且科學知識密度極高的作品。此次接續推出《免疫的威力》，從小學高年級到社會人士都適合閱讀，不僅一般讀者可受惠於伍院士所欲傳達之善知識，對於其他領域的科學研究者也是很實用的免疫學綜論。為文以載科學之道，伍院士為後輩學者樹立了良好典範。

專文推薦

讀出免疫的奧妙之處

王植熙（高雄長庚紀念醫院院長）
陳彥仰（高雄長庚紀念醫院腫瘤科主任）

拜讀了伍院士的新作，實在非常佩服！

本書將免疫的故事娓娓道來，從歷史中累積的隻字片語開始說起，接著是科學家們在日常生活中，如何抓住靈感並帶著勇氣，做出改變人類命運的發現。讓我們回憶起，現今的醫學成果，那些覺得理所當然的疫苗接種、無菌觀念、抗生素療法等等，其實是建構在人類數千年的歷史文明基礎之上。書中更介紹了最近熱門的免疫療法、細胞療法，內容深入淺出，讀來十分有樂趣。

想起工作上每日所接觸的病人，有人是免疫失調且疾病活動度高，需要給予免疫抑制劑，以壓制住失控如脫韁野馬般的免疫；有人是免疫缺失到「金玉其外，敗絮其中」，怎麼這麼說呢？免疫缺失的病人，外表和正常人相同，而不易心生警覺，一旦遭受微生物入侵，從感染至死亡，可以不到一天的時間呀！免疫的奧妙就在於老祖宗的智慧：中庸且平衡。

書中淺顯易懂的文字，很適合用來在臨床工作上解釋疾病和溝通觀念。推薦本書給每一位愛好科學的大朋友小朋友、正在和免疫威力拚搏的病人與家屬，以及醫療工作者。

專文推薦

探究生命科學奧祕的必讀佳作

何弘能（臺大醫院院長）

伍焜玉院士的新書《免疫的威力》，實在精彩可期。

免疫學已是自然科學中的基本學科，特別是近百年來，隨著科學方法及研究的精進，免疫學的進步及臨床應用無所不在。伍院士為人溫文儒雅，但是治學嚴謹，身為國際上血液及免疫醫學研究的先驅，對許多生命科學的議題，總是有獨到及令人折服的見解及擘劃。

這本《免疫的威力》中有著對免疫研究的剖析、正確觀念的辨正，及對整個醫學發展史的介紹，將是想探究生命科學奧祕的讀者必讀佳作。

專文推薦

傳遞醫學知識的無形力量

李文華（中央研究院院士）

伍院士出生於高雄，年幼時曾在澎湖偏僻西嶼坪度過童年，與我算是同鄉。伍院士是位傑出的醫師科學家，在取得臺灣大學醫學系及醫師資格後，至美國耶魯大學及英國倫敦大學取得碩、博士學位，並在美國德州大學休士頓分校及MD安德森癌症中心任教多年。

伍院士的成就在於發現細胞護衛因子（5-MTP），並闡明阿司匹林的作用及分生機制，同時開發出測量血中血小板凝聚的方法，奠定其在國際學術界之地位。伍院士不僅追求最頂尖卓越的學術研究，近年更開始提筆出版科普書籍，讓更多國人能以簡易的方式通曉醫學知識。數年前出版之《血液的奧祕：你必須知道的血液知識》及《神奇的天然靈藥：阿司匹林的故事》，都是相當好的著作。

免疫其實是個謎樣的主題，甚至有許多專業的免疫學者都無法說明得很清楚，而這本書講述了許多重要的觀念，將這個謎樣的主題解釋到讓一般無醫學背景的大眾都能了解，這必須對於免疫及疾病的關係有相當高深的功力，才能將艱深難懂的專業學問，化成生動易懂的文字。本書內容從免疫醫學的發展歷史，到免疫療法的介紹，相信讀者們在仔細閱讀後，會發現自己對於免疫醫學的入門知識已有相當程度的了解。

醫學研究的意義就是要治療疾病及促進健康，而將醫學知識成功地傳遞更是一種無形的力量，能夠造福世人。我相信伍院士這本書擁有這樣的威力，謹此推薦。

專文推薦

以科普的角度認識免疫

林芳郁（亞東紀念醫院院長）

免疫一詞常出現在生活中，然而大部分民眾對於免疫總有高深莫測之感。免疫力（抵抗力）、過敏、自體免疫、腫瘤免疫、移植免疫都被歸屬在免疫的範圍，即使是醫療人員要理解這些領域的共通與相異處，也需要相當努力。

我個人的專長為心臟外科與急重症醫學，即使在外科系，也感受到免疫系統那水能載舟、亦能覆舟的威力。為了移植，醫療上必須壓制免疫系統，然而也要兼顧減少感染率。此外，重大創傷後廣泛性的發炎反應該如何控制，也是難題。拜讀伍教授的新書，發現伍教授不但學術上成就驚人，更是個說故事的高手。本書對於免疫的每個重要領域的敘述，都從歷史小故事開始。由天花、疫苗對歷史的影響，到最近火紅的癌症免疫治療都有淺白的說明，非常適合想對免疫有進一步認識的青年學子研讀。

近年來，免疫學不再是沒有商業價值或臨床應用的純科學，從最簡單的疫苗、驗尿試紙，到引發無窮想像的器官移植，以及減少免疫風溼疾病致殘的生物製劑，再延伸到過去以為只是夢想但居然成真的癌症免疫療法，這些報章上帶來新希望的新聞背後的科學基礎，本書都有提及。

我誠心地推薦伍教授的新書《免疫的威力》，期望本書成為台灣科普教育的新星，能夠吸引年輕人投入科學的相關領域。

專文推薦

揭開威力無比的免疫奧祕

林建煌（臺北醫學大學校長）

「增強免疫，預防疾病」是國人耳熟能詳的一句話；然而，為了提升民眾對於免疫力的保健知識，期能透過科普書籍，自主地學習專家提供的免疫學知識，同時獲取正確觀念。

缺乏免疫力，百病叢生；免疫過度活化，過敏炎症與自體免疫疾病隨之而來。誠如這本《免疫的威力》書中所言，身體免疫力不是「增強就好」，關鍵在於維持身體免疫力的「平衡」，一語點中免疫力的關鍵之處，意即過猶不及，適得其中最好。

作者伍焜玉，中央研究院院士，國家衛生研究院名譽研究員，是享譽全球的血液學權威。他早年負笈海外，任教於美國多年，在基礎及臨床血液醫學領域潛心鑽研數十年，成果豐碩，並獲得多項國際學術獎項肯定，是不可多得的醫學傑出人才，表現令人欽佩。何其有幸，伍院士歸國服務，推動台灣生物醫學發展，持續在動脈血栓分子病理學及免疫炎症因子的研究上發光發熱。

適當其時，《免疫的威力》一書出版了！透過伍院士精心彙整免疫學發展史、感染免疫防禦、免疫力基礎理論、免疫性疾病、腫瘤免疫及近代重大免疫製劑發展與免疫療法之嶄新應用等觀點，必定能增強讀者認識威力無比的免疫奧祕。期待本書引導大家對身體免疫力有更進一步且正確的認知，並以此為基礎，進而在日常生活中，從運動、飲食與保健等各方面著手，維持身體免疫力的平衡，擁有健康快樂的幸福人生。

專文推薦

免疫，原來是這麼一回事

郭旭崧（陽明大學校長）

過去我服務於疾病管制署，打疫苗、說衛教、拉警報，所做的事情不外乎就是希望提升每個人的免疫力，免於疫病的威脅。所以當我看到伍焜玉院士這本《免疫的威力》時，著實有一種相恨見晚的感覺。

我們常說醫護防疫人員是人類抵禦疫病的第一道防線，其實人類的免疫系統才是。當每個人都能注意健康，提升免疫力的時候，整個社會自然可以免於傳染病的流行。然而歷史的經驗告訴我們，法國的馬奇諾防線都有失靈的時候，免疫系統也是如此，有時候沒辦法阻擋病菌的入侵，甚至有時候太過活躍，反而讓自己遭受危害。

免疫系統何其複雜，光從最近十年的諾貝爾醫學獎，就有三年是頒給了研究免疫的學者可見一斑。隔行如隔山，能把這種諾貝爾等級的醫學知識，用淺白的文字介紹給普羅大眾，大概也只有像伍院士這般的學者吧！

大家琅琅上口的「提升免疫力」到底是甚麼？究竟要如何提升？讀者可以從這本書中找到解答。伍院士從兩千五百年前的羅伯奔尼撒戰爭，談到時下最熱門的免疫療法，故事中可以回顧免疫的歷史，文字中可以明白免疫的運作。原來免疫是免於瘟疫，原來過敏也是一種人體保護機制，原來發炎也是免疫的利器。

免疫，原來就是這麼一回事。

專文推薦

建立正確的免疫保建觀念

陳時中（衛生福利部部長）

免疫的威力，在於透過各種不同免疫球蛋白及激素，反覆刺激學習，建構人類生存之最大防線。醫學研究的進步，讓我們明白免疫系統與人體互動的機制，它不僅可抵禦外來病原及過敏原的攻擊，也可以對內防禦體內的變異細胞，因此，免疫療法成為癌症治療的新希望，世界各國紛紛進行相關研究與人體試驗，也有各種新藥研發上市，嘉惠有需要的病人。

二〇一八年，我國開放了自體免疫細胞治療，經標準治療方法無效的癌症病人，以及實體癌症末期的病人，可至衛生福利部核准的醫療機構接受治療，免除過去國內癌症病人只能到日本等他國尋求治療之苦，對於國內的生技產業研發能量，也帶來正面的發展。同時，再生醫療製劑管理條例（草案）也於立法院審議中，未來待條例通過後，相信將有助於細胞治療產品加速上市，對於醫療及生技產業發展，更是雙重利多！

伍焜玉院士的新書在此時出版，適逢我國開放細胞治療，誠摯推薦大家來讀這本好書。透過伍院士深入淺出的介紹，更加了解免疫系統的運作，不僅可以取得正確保健養生的觀念，也能對國內正在蓬勃發展的免疫細胞治療，有更進一步的認識。

專文推薦

一次補齊免疫相關知識

楊士範（《關鍵評論網》共同創辦人）

伍院士的新書《免疫的威力》深入淺出，從免疫醫學的發展歷史開始講起，說明到細胞免疫的各種樣貌，最後談到發炎和健康免疫，而且也介紹了非常多種疫苗、消炎藥物和免疫療法的願景。

我曾是一個「偽」三類組的學生，但是生物相關的知識幾乎已經忘得差不多，透過伍院士這本新書，讓我從源頭到現代最新的醫療技術一次補齊相關知識，對於有好奇心和求知欲望的人來說真是痛快。

我自己最喜歡的部分是伍院士的文字不會艱澀難懂，雖然有些生物、醫學用語或細胞名稱難免有點讀來頭昏腦脹，不知道哪個是哪個，但是大部分的文字讀起來都很容易理解，不論是引用歷史故事，或是詳細描述每一個疫苗、抗體或免疫醫學的演進，都令人讀起來津津有味。更棒的是用中文寫成，免去了翻譯可能帶來的不順之苦，是一本非常有意思的科普書籍。

目前網路上常常有各式各樣討論免疫、消炎、抗體、疫苗、過敏等等會讓人讀起來有點驚嚇或似是而非的文章，但現在透過這本專業人士寫成的科普書籍，相信可以讓更多正確的知識普及在大眾之間。

專文推薦

包羅萬象的免疫大小事

葉綠舒（慈濟大學生命科學系助理教授）

「免疫」是什麼？小時候體弱多病的我，第一次聽到「免疫」這個詞，是出自於我的家庭醫師口中。他跟我的母親說，我常感冒是因為「免疫力」不好，建議打個「免疫球蛋白」來提升免疫力。當時我覺得「免疫」真是個奇妙的東西！

到了讀中國醫大（當時叫中國醫藥學院）醫技系時，第一次深入了解免疫學，不過三十年前的免疫學還是相當粗淺的，只知道免疫球蛋白有五種、淋巴球有T有B，還有巨噬細胞等等……但當時就已經讓我對免疫學產生了莫大的興趣。不過人生總是峰迴路轉，我並沒有走上免疫學的道路，而是轉了個大彎研究起植物，最後更致力於科學普及的推廣。這次有這個機會溫故並知新，覺得非常的開心。

伍院士畢業於臺大醫學系，之後又到英美兩國取得學位，是國際著名的血液學家，免疫學的科普著作，由他來寫是再好也不過。本書共有十五章，伍院士從金納（Jenner）醫師的牛痘開始，一路娓娓道來向我們述說科學家是如何發現免疫現象，由淺入深，讀來令人興味盎然、手不釋卷。

我認為這本書很適合想了解免疫、深入免疫的青年學子。書中包羅萬象，從免疫現象如何影響歷史、免疫的發現史，一直到現在最熱門的免疫療法，伍院士都一一為我們詳述。對於一般民眾來說，雖然有些部分稍微深奧了些，但大部分內容應該還是不難了解。而第十四章提到可以幫助調節免疫力的食物，對一般民眾的幫助更大！

目錄

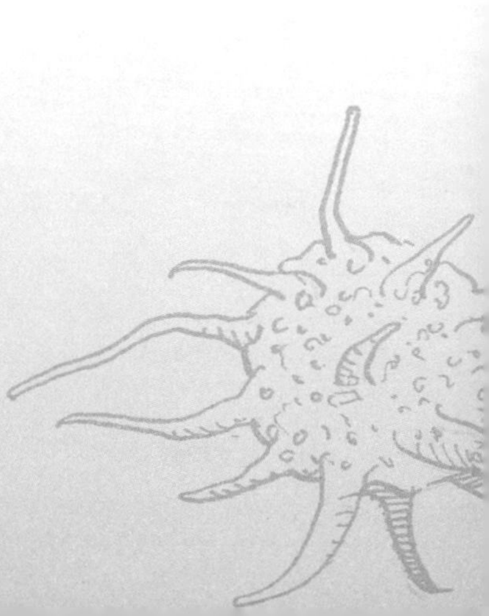

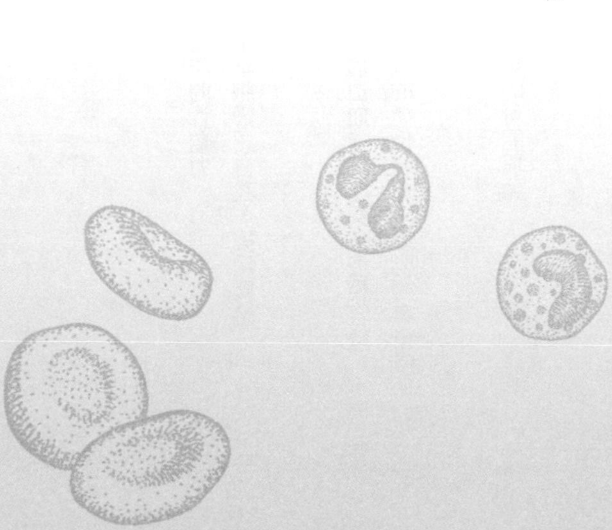

第二部　認識細胞免疫

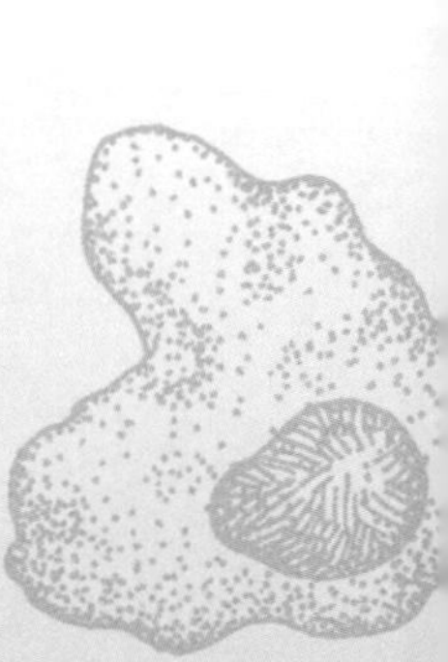

第三部 發炎與健康免疫

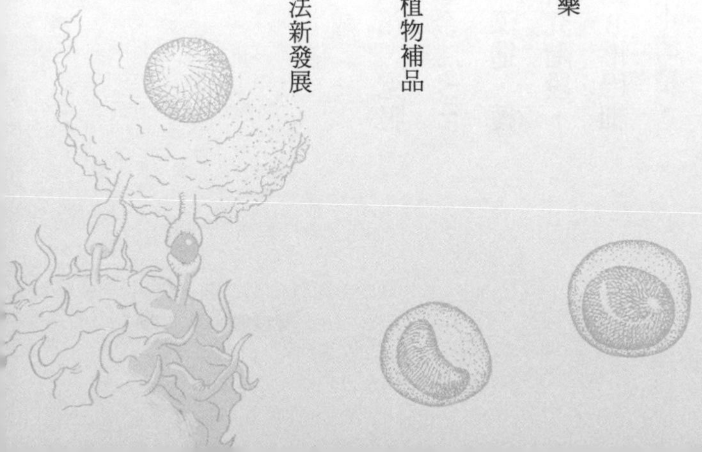

自序

從血液研究到免疫的奧祕

我讀醫學系時對免疫就產生濃厚的興趣，對於以種牛痘預防天花、克服人類一大瘟疫這件事感到神奇。畢業後，很榮幸獲得耶魯大學獎學金（Yale Fellowship），進入該校的微生物及免疫學系（相當於台灣的微免所）深造，獲益頗多，奠定了免疫學的基礎。那世代的免疫學仍停留在抗體免疫研究階段，細胞免疫剛剛萌芽，血液中的淋巴球被發現不是單一種細胞，可分為B淋巴細胞及T淋巴細胞。B細胞的功能是製造抗體，但T細胞的功能那時還不清楚。

後來我轉到愛荷華大學醫院內科當住院醫師，訓練完後，選擇血液腫瘤做為專科。看起來似乎離開了免疫這領域，但事實上，血液中含了許多免疫的奧祕。血液中的白血球是免疫反應的中樞，從第一線英勇的滅菌工作到精密地除菌，都要靠它。血液中還有各種各樣的抗體擔任保護工作，因此研究血液並沒有遠離免疫。

當血液科醫師需了解許多血液疾病的基本病因及病理，而我很驚奇地發現不少血液疾病與免疫有關，最重要的是自體免疫（autoimmune）引起的血液疾病，其中較常見的是自體免疫貧血症。本來人體對自我細胞及組織不會產生免疫作用，但有些人的體內免疫系統反常，居然對自體紅血球產生免疫攻擊而毀壞紅血球，引發嚴重貧血。自體免疫貧血症是人類自體免疫疾病的始祖。我在自體免疫性的血液疾病上花了很大的工夫學習，後來成為這方面的專家。自體免疫疾病不限於血液疾病，已擴張到人體各器官，不只得病人數隨著時間增加，疾病的種類也越來越多。

一九七〇年代，血液學的一個大突破是以骨髓移植治療嚴重血液疾病。骨髓移植遭遇的最大困境，是異體免疫反應及矛盾的移植細胞抗宿主細胞的反應（Graft vs host reaction）。我從骨髓移植學習到免疫的一個基本原則：自體耐受、異體排斥的原理及臨床應用。

早期我在受血液腫瘤專科訓練時，免疫與腫瘤的關係並不受重視，偶爾談起百年前的白血病人得了肺炎後，白血病竟然消失了，這在我的腦海中認為是偶發事件。之後，基礎研究顯示了人體的免疫細胞擔當非常重要的巡邏工作，可以滅除癌細胞，但是癌細胞相當厲害，經由基因突變，發展出一套閃躲免疫攻擊的策略及工具。最近的一大突破，則是發現了癌細胞的閃躲分子機制，以此為標的，學界開發出免疫檢查點抑制劑（Immune checkpoint inhibitors）。這種療法是革命性的突破，使得本來已經絕望的癌症病人有機會痊癒，被譽為奇蹟藥。而其他新穎的治癌免疫療法也因應而生，形成令人興奮的免疫療法黃金時期。

最近一、二十年的研究發現，許多人體的發炎疾病是免疫失調引起。由於我的實驗室研究發現了抗炎的護衛因子，我對這個題目也做了深入研究。免疫反應引起的發炎具有殺菌的功能，但過火時，則會傷害正常的組織而引起發炎疾病。

我以血液學專家的身分加上對免疫的了解，寫了本書《免疫的威力》，目的是要與讀者分享免疫的發展歷史、免疫不正常時引起的疾病及以免疫為標的開發出的新穎藥物。很希望許多年輕學子讀了這本書，激起對免疫的興趣與追求生醫的理想，也希望讀者藉由此書欣賞免疫的奧妙，對免疫保護及消炎生活有較積極的認識及做法。

前言

人體的免疫，對於人類的生存扮演了重要的角色。免疫，讓人類度過歷史上多次的大瘟疫。在發明疫苗接種後，更讓一些蹂躪人類的感染症滅絕。然而，早期醫學界對免疫不了解，還將免疫與宗教、哲學，甚至迷信混在一起，直到二十世紀才開始一步步解開免疫的奧祕。

如今我們已知人體的免疫系統相當複雜，但在複雜中維持良好的秩序，運作起來很機警精密。免疫系統之所以有如此威力，完全靠一群無私的血液細胞。細胞種類繁多，但分工合作得很順暢。這些細胞反應迅速，分泌出一系列強而有力的蛋白質及小分子化學物，將入侵的細菌、病毒包圍並消滅掉。

免疫系統的威力不只在抵抗消滅入侵的人體微生物，它駐守前哨，在血液中巡邏，甚至能滅除癌細胞。癌細胞比入侵的微生物狡猾，它發展出一套閃躲的技巧，讓免疫系統偵察不到。幸好，科學家藉著人類的智慧破解了癌細胞的閃躲方法，並研發出一套破解癌細胞免疫閃躲藥物，果然有了良好的治癌效果。

了解免疫後，就知道醫學上有個很重大的成就，就是器官移植。當免疫學仍在發展黑暗期，有些器官移植的嘗試沒有好的成果。原來人體自幼便認得自體的細胞，對異體的細胞以及器官具有強烈排斥反應。但之後研究出以藥物壓抑異體免疫反應，器官移植就有了成功的機會。腎、心、肺、肝及骨髓移植都已成為現代醫學的奇蹟，救活了不少病人。

然而，免疫也會有過火的時候，反倒會對人體帶來干擾。自體免疫反應已經成為免疫過火症的主要原因。自體免疫反應其實相當詭異，醫學上仍無法解釋為何會發生，其所引發的強烈發炎，就像火燒一般，傷害一大群細胞，損害器官的功能，甚至導致死亡。要解除自體免疫引起的發炎症，仍待醫學研究的突破。

過敏症一直是免疫的謎團。有的小孩吃了幾顆花生就會全身過敏，產生休克而死亡。歷史記載古埃及君王遭黃蜂螫傷，引發劇烈反應並喪失生命，當時朝廷百姓驚慌，認為是上天咒詛。到了二十世紀才發現過敏也是一種免疫反應。這種免疫反應是針對環境中一些對身體無害的物質如花粉、花生或昆蟲釋放的物質等等，但為何少數人會對這些物質產生劇烈的反應呢？這仍是一個謎。

「免疫」一詞已家喻戶曉，還有不少人在尋找或使用號稱可增強免疫力的食物或藥物。使用補品或藥物來控制發炎也成為目前的熱門話題，因此書中探討了一般人如何從生活作息與飲食方面著手，以維持免疫平衡的健康狀態。

將近半世紀前，我就讀免疫研究所時，免疫學還停留在辨認B細胞及T細胞的階段。最近幾十年免疫學突飛猛進，發展迅速，免疫的細胞分子奧祕已被解開。免疫對人類健康及疾病的影響有了大幅度的突破，因此書的最後介紹了免疫療法目前研究的近況與未來的可能發展，包含在流行性感冒、登革熱、過敏症、癌症與阿茲海默症等疾病上的免疫療法，除了提供目前醫學發展的方向與關鍵，並期許未來對免疫醫學有興趣之後進，可以此為基礎，繼續更多幫助人類醫學發展之研究。

第一部

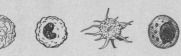

免疫醫學發展與抗體免疫

曾經，人類的依存牽繫在感染症與流行病之上，
早期令人聞之色變、心驚膽顫的黑死病、天花等疾病，
成為免疫醫學的發展契機。
利用免疫的醫學原理，科學家成功發展出許多疫苗，
杜絕了許多流行病的傳播，增加了人類生存的安定性。
但「免疫」究竟是什麼？又是如何發展並成為現今的醫療新希望？
一起來探索免疫的威力吧！

第1章 人體的免疫力

在公元十八世紀前，人類的醫學發展對「免疫」還處於一無所知的狀態，當時的人並不明白免疫的威力。二十世紀初，免疫理論開始萌芽；到了二十世紀中下旬，免疫系統的奧祕才一層層被揭開……

公元前五世紀，希臘歷史學家修昔底德（Thucydides）親身經歷當時雅典城邦與斯巴達城邦聯盟的爭霸戰，寫了一本著名的《伯羅奔尼撒戰爭史》。

當時的雅典是文化政治中心，但是陸軍的勢力比不上斯巴達，只能靠較強的海軍作戰。許多百姓由外鄉搬入雅典城，希望得到保護，雅典城內因此人口劇增，擁擠不堪。戰爭開始後第二年，瘟疫由非洲經雅典港口傳入雅典城，造成上萬人死亡的空前災難。修昔底德在書中記載了這次瘟疫對雅典城的消耗，讓雅典軍力大減。

有趣的是，修昔底德的書雖是描述戰爭的親身經驗，對瘟疫也記載得淋漓透徹，將瘟疫患者的症狀病情描述得很詳盡。他自己當時也得了瘟疫，幸好逃過死亡。瘟疫疫情減低，許多人放了心，以為就此無事，沒想到瘟疫又重來兩次。修昔底德發現一旦得過一次瘟疫，就不會再次得病。得過瘟疫的人還能當義工，幫忙照護病人並處理屍體後事。他觀察到的情況，用今天的語言來說，就是得過一次瘟疫的人，體內有了免疫力，足以抵擋瘟疫再次入侵。

歷史上的大瘟疫

瘟疫對國家、社會、家庭及個人的影響極大，甚至會把國家拖垮；公元二世紀羅馬發生的大瘟疫，就被認為是羅馬帝國衰亡的原因之一。瘟疫也會讓整個社會混亂，人心惶惶；十四世紀發生在歐洲的大瘟疫就是一個例子。這場大瘟疫侵入歐洲每個大鄉小鎮，殺傷力十足，有時整個鄉鎮的人都罹病，根本沒人可以照護病患、處理死者。這就是歷史上有名的「黑死病」，記載中也提及只要得過一次瘟疫便不會再得，就可以照護家人或社區教會醫院的病人。

以這兩次瘟疫為例，可以感覺在古代，人類與瘟疫總是處於戰爭狀況。瘟疫入侵時，免疫力強、得病較輕微的人可以免於一死，而且終身免得瘟疫，所以「免疫」這名稱便是「免得瘟疫」之意。

這裡提及的史上幾次大瘟疫都是由細菌或病毒所引起。十四世紀的黑死病由細菌引發，這種細菌喜歡與老鼠共存，老鼠身上的跳蚤便將體內的細菌傳染給人類。在人口擁擠的地方，衛生處理不佳，到處都是老鼠的活動範圍，這給了跳蚤良好的機會，黑死病才會傳染得那麼快、那麼徹底，因此黑死病也被稱為「鼠疫」。

人體對跳蚤傳入的細菌具有抵抗力，但是當大量細菌入侵時，來不及製造抵抗武器，因此得病。然而一次感染後，身體就會深深記住這個細菌，再入侵時便可發動體內強有力的防衛部隊將細菌滅除。就像有的人常患感冒，一旦感冒就要休息好幾天才能恢復；有的人則很少感冒，我們就常稱讚少感冒的人免疫力好。

最近有研究報告指出，不常感冒的成人是因為兒童時期經常感冒，對各類感冒病毒已經有免疫力，因此長大後受病毒感染，體內記得病毒，就會迅速發動免疫攻擊部隊將病毒滅除。若是兒童時期在溫室般的環境中長大，沒有機會受感冒病毒感染，長大後反而對感冒病毒沒有抵抗能力，變得較容易感冒。

免疫的記憶性

具有記憶性的免疫能力，不只是用來對付侵入人體的細菌及病毒，對於環境中的植物、汙染物，甚至毒物也是如此。歷史上就曾記錄有人為了避免遭毒藥謀殺，自服少量毒物，果然之後就對大量毒物產生了抵抗力。這件事發生於公元前二世紀的本都（Pontus）王室。

本都是小亞細亞（今土耳其）的一個王國。有一次王室發生政變，王妃為了讓自己的兒子登上王位，以毒藥害死國王，並且也要以毒藥謀害太子。太子為了避免被害死，想出一個以小毒攻大毒的策略。他吃了小量的每一種毒藥，共試用五十幾種，真的因此沒被毒死。後來他有機會回宮，奪回王位，就成為歷史上著名的密特里達提六世（Mithridates VI）。

他除了會使用毒藥，也很會打仗。當時羅馬帝國擴大版圖到小亞細亞，軍隊所向無敵，本來以為很快就會把整個小亞細亞拿下，沒想到要奪取本都王國時遇到強敵，三次被密特里達提王打敗，密特里達提六世成為當代戰神，名留歷史。後來被龐培大將軍打敗遭俘，他不想被羅馬人在公眾面前羞辱，打算以毒藥自盡，結果毒藥竟對他發生不了作用，因為他的體內已對各種毒藥有了免疫抵抗力，後來是請士兵以刀刺死。他雖死了，但他的抗毒藥方法被羅馬醫師採用，所製造出來的妙方就被稱為「密氏解毒劑」。密氏解毒劑在羅馬時代還是一種祕方，其藥物內容並沒有公開。

有趣的是，最近有考古學家發掘出密氏解毒處方，分析結果後發現其中含有許多種小量毒物。這種以小毒避大毒的做法，後來研究發現的確與免疫有密切關聯，因為小毒可以增加免疫力來抵抗大劑量的毒物。密特里達提六世雖被羅馬打敗，但是他的解毒藥方盛行於羅馬，甚至可以說是征服了羅馬並流傳後世，在歐洲及小亞細亞一帶傳遞了將近兩千年。直到二十世紀，這個解毒藥劑仍然可以在歐洲的藥局買到。

要特別說明的是，「免疫」這個觀念在中古時期並不清楚。當時人類對細菌及病毒感染的抵抗力，甚至還是都以迷信的角度認定是善有善報。黑死病大流行後，每個世紀仍然繼續發生瘟疫，先是天花，後來在十九世紀還發生大規模流行性感冒，死了千萬人，但仍有許多人存活，這就要歸功於免疫力。當時的人並不明白免疫的威力，直到二十世紀初，免疫理論才開始萌芽；到了二十世紀中下旬，免疫系統的奧祕才一層層被揭開。

令人想不到的是，在對免疫仍一無所知的十八世紀，居然是一位英國鄉下的開業醫生想出一套預防天花的方法，這就是以種牛痘預防天花的著名醫學創見，也是疫苗的開端。

第2章 牛痘疫苗的威力

一位英國鄉下開業的醫生，秉著研究熱忱解決了長久以來令人困擾的流行傳染病「天花」，並發明出「疫苗接種」的預防醫學模式。即便當時對人體免疫的研究尚未開始，但或許可以說，沒有他的發現，人類的醫學發展可能不是現在這般光景。

早期人類歷史中還有個惡名昭彰的傳染病——天花。三千多年前的埃及木乃伊身上，就曾找到天花的遺跡。天花在三千年前由埃及傳到印度，再傳到東南亞，後來進入中國，因此有了幾個不同的名稱，例如痘瘡、天行斑瘡、豌豆瘡、天皰瘡等，是個很可怕的傳染病。

天花容易在人口密集的地方流行。根據推測，公元一、二世紀人口眾多的羅馬相繼有過兩次大流行，死了很多士兵及百姓，造成羅馬帝國國力大減。對天花有較詳細的記載是在公元四世紀的中國，晉代葛洪所著《肘後備急方》中寫道：「比歲有病時行，仍發瘡頭面及身，須臾周匝狀如火瘡，皆戴白漿，隨決隨生。不即治，劇者多死。治得瘥後，瘡般紫黑，彌歲方滅。」根據他的記載，天花是公元一世紀傳入中國。葛洪對天花的記載相當準確扼要，是醫學史上最早的記錄，比歐洲及中東早了幾百年。

其中值得一提的是，在歐洲黑暗時代文明受壓抑時，波斯（今伊朗）有一位很著名的哲學家及醫學家拉齊（Al Razi）在公元十世紀寫了一本關於天花的書，描述詳細。這本書傳入歐洲後廣泛被採用，拉齊被歐洲人認為是天花之父，但事實上，葛洪的記述更早；雖說拉齊也的確多才多藝，不只在醫學及哲學方面造詣很深，還是位傑出的化學家。

從天花流行看免疫初期發展

天花在十一、十二世紀傳遍全球，但當時人口還沒有很密集，流行不廣。十六世紀時，流行擴大。到了十八世紀，在世界各大城市都有大流行。天花的可怕在於死亡率高，幸運者雖免逃一死，卻會終生留下滿臉或全身的瘡疤。十九世紀後，世界大城市人口急增，天花流行更猖狂，到了二十世紀已不可收拾。據統計，一九五〇年代初期，全球每年有五千萬人罹患天花。

自古便發展出不少治療天花的想法與方法。中國在古代曾用絲瓜等食物治療天花，但不見效果。甚至也有兔皮療法，一樣無效。到了唐代，開始有「鼻苗種痘」療法。到了明代，已有以天花痘漿灌入鼻腔療法，卻仍不見效。到了清代康熙年間，接種人痘已風行全中國，做法是從病人的天花痘取出漿液，打入正常人的皮膚。大約同一時期，英國也採用人的天花痘漿來預防天花。這是不錯的想法，但很遺憾的是，許多人不但得不到種「天花痘」的保護，反而得了天花而死亡。

試想，若是我們身處其境，一旦天花流行了，想逃脫天花的恐怖只有接種「天花痘」這個方法，那麼是不是該接種這風險高的疫苗呢？這個決定多麼困難，當時的醫生及民眾正處於這樣的矛盾困境中。即使不贊同種天花痘，認為這樣感染天花的風險太高，對生命的威脅過大，可是當時並沒有更好的方法，只能勉強做下去。

到了十八世紀末，一位英國小鎮醫生在他的診所內看了一位得牛痘的少女後，產生新奇的想法。他根據自己的大膽推測做了臨床試驗，結果改寫天花的歷史。這位醫師就是疫苗的開山祖——愛德華・金納（Edward Jenner）。

改變免疫歷史的關鍵人物

金納出生於英國中部的小鄉鎮柏克萊（Berkeley）。他從小就想當醫生，十四歲開始跟隨當地一位開業醫生做學徒，當了七年之久，學會做開業醫生的技術後，到倫敦聖喬治醫院深造。他追隨當代外科大師約翰・亨特（John Hunter）。亨特教授很欣賞金納的敏銳眼光及手術解剖的技術，金納則從亨特身上學到很多當外科醫生的特殊能力，也學會以實際行動去實施新的醫療想法。他與亨特保持良好關係，後來成為良師益友，終身受用無窮。他在聖喬治醫院完成訓練後回鄉開業，那時他才二十三歲。

當時英國鄉下開業醫生什麼病都看，是典型的家庭科醫生。柏克萊鎮是著名的牛奶產地，因此金納醫生每天看的病人多多少少與牧場產業有關。許多乳牛經常得到一種不很嚴重的皮膚瘡，被稱為牛痘（cowpox）。牛痘不只在牛群中互相感染，也會傳給人，特別是經常接觸乳牛的人，而與乳牛接觸最頻繁的就是擠牛奶的工作者。當時的農場請很多少女做擠牛奶的工作，這些少女被稱為牛奶女。

一七六九年五月的某天早上，一位牛奶女到金納的診所求醫。金納醫生檢查這位牛奶女時，發現她的手臂上及腿上長了皮膚痘，有的皮膚痘中有膿。金納醫生對於牛奶女會得牛痘的事很清楚，很快做了診斷並將皮膚膿痘清理乾淨，他告訴這位牛奶女她得了牛痘，一、兩個星期後會痊癒，請她不必擔心。對開業醫生而言，這是個很平常的病例，但金納醫生並不到此罷休，他下一步所做的事改變了天花的歷史，而這位牛奶女也因此成為醫學史上的名人，她的名字被代代流傳下來。

金納醫生回到柏克萊鎮開業後不久，便常聽到有關牛痘的民間傳說，其中讓他印象最深的一種說法是，牛奶女一旦感染過牛痘，就不會感染天花。這就表示牛痘與天花之間有密切的關係，但那時候還不清楚其感染的底細。金納醫生檢查了這位名叫莎拉・奈姆爾斯（Sarah Nelms）的牛奶女的皮膚痘後，好奇地想：如果把已經受牛痘感染的皮膚痘中的膿液種入正常人的皮膚，是否可以預防牛痘及天花感染？在倫敦受過的臨床研究訓練這時派上了用場，他大膽啟動了一個人體試驗。

創世紀的人體試驗

他把膿汁由牛奶女莎拉的皮膚痘抽取出來，種入一位名叫詹姆斯・菲普士（James Phipps）的八歲小孩手臂上。菲普士幾天後得了皮膚痘而且有點發燒，但不嚴重，一、兩個星期就好了。幾個月後，他又給這個孩子種了膿漿。這次的接種並沒有引發皮膚疹或皮膚痘，也沒有發燒。菲普士蹦蹦跳跳的，一點毛病也沒有。

金納醫生覺得很興奮，他把這個人體實驗的結果寫成一篇論文，投稿在倫敦出版的英國皇家學院學刊。沒想到不僅沒被接受，還很快被退稿。這種被退稿的經驗並不好受，但金納醫生不因此放棄，繼續將人的牛痘痘汁種到正常人身上，等初次感染痊癒後再種一次。

每個正常人的反應都一樣，重種之後就不再出牛痘。他有了足夠的證據寫一本專書來宣揚他的觀察和理論。他的人體試驗，證明了牛痘膿汁含有牛痘感染物，這種感染物可由人傳人；更重要的是證明了一旦感染牛痘後，身體會產生抵抗力，再感染也不會長皮膚痘。他把這種產生抵抗力的方法叫做牛痘接種

（vaccination），簡稱「種牛痘」，與當時流行的天花接種法（variolation）區分開來。

他在專書中提出一個重要理論。他認為接種牛痘不只可以預防人得到牛痘，也可以預防天花。金納醫生的專書出版後並沒有馬上被接受，反而引起一些醫學上的爭議，其中的一個很強烈的爭論是，怎麼可以把牛的皮膚痘與人的天花相提並論，甚至有人語帶諷刺地譏笑他，說人種了牛痘後會長出牛角。

幸好金納醫生的專書受到倫敦醫學界的注意，有幾位名醫開始依照金納的建議在人的身上種牛痘來預防天花。這其中還產生了一個小故事。

金納醫生在柏克萊鎮一直找不到願意讓他做種牛痘實驗的人，因此去倫敦延攬志願者。他想倫敦人思想開放，知識豐富，一定會有不少人參加，然而還是沒有人來應徵。後來他才發現，原來有意願的參與者全都被倫敦的名醫找去種牛痘了！

面臨找不到病人的危機，金納醫生不得不改變策略。他想自己無法延攬足夠的病人種牛痘，不如用徵詢的方式向全英國醫生詢問有關種牛痘預防天花的經驗與狀況，得到的迴響相當踴躍。於是他將收集的結果整理出來，發現種牛痘對預防天花果然很有效。這個結果公布後，醫界接受種牛痘的人越來越多，到十八世紀末期已經成為最普遍的天花預防法。

相反的，種天花痘的人越來越少。由於種天花痘產生的副作用與代價太大，英國政府於公元一八〇〇年正式公布禁止接種天花痘，改用牛痘接種。其他歐洲國家也接二連三跟進。十九世紀中旬，牛痘接種傳入美國，之後也被中國及亞洲其他國家接受。隨著牛痘接種的傳布，天花這個惡魔終於威力大減。

牛痘與天花的關係

為什麼接種牛痘膿液可以預防天花？當時雖然有許多猜測，但仍不清楚，是到了二十世紀才有明確答案。

原來，牛痘及人感染的天花都是由病毒引起，這兩種病毒分別叫做牛痘病毒及天花病毒。他們在病毒的大家庭中是近親，有許多相同的特徵，其表面的蛋白質很相似。人種了牛痘後會產生抗體，這些抗體不但認得牛痘也認得天花，因此當天花入侵時，種過牛痘的人體內已有抗體，這些抗體會把入侵的天花病毒消滅。因此種牛痘的人感染天花的機會極小。

金納醫生種牛痘的老方法，是把牛痘膿瘡內活生生的病毒與膿瘡內的雜質一起種到皮下，是到了二十世紀病毒研究開始起步，醫學界才提出了直接種牛痘病毒的想法。

直接種牛痘病毒有不少好處，不但可以解決牛痘膿汁的缺貨問題，而且可除去膿汁中的雜質，減少副作用。然而，直接種牛痘病毒，技術上仍需很大的突破，其中一項是如何取得大量病毒供做疫苗使用。直到後來細胞培養技術進步，病毒可以在細胞內生長繁殖，加上病毒分離技術也隨之進步，花了二、三十年的精力，科學家終於成功地以細胞培養方法獲得足夠的牛痘病毒，供給許多國家做天花預防。

經過大規模的疫苗推動，天花終於在一九八〇年自地球村滅除。這是免疫展現的大威力，也是醫學上的一大勝利！

金納醫生一生只做了一次人體試驗，結果建立了醫學的里程碑。他靠著敏銳的觀察力及勇敢的實驗精神，把一個蹂躪人類的病以簡單的方法滅除，對人類做出很大的貢獻。

不過金納當時發明牛痘疫苗是根據臨床觀察，對於種牛痘之後為何對天花會產生那麼大的抵抗力並不了解，因為當時醫學界對免疫的原理尚未清楚，免疫研究的故事，還有很多後續。

◆金納的種牛痘原理

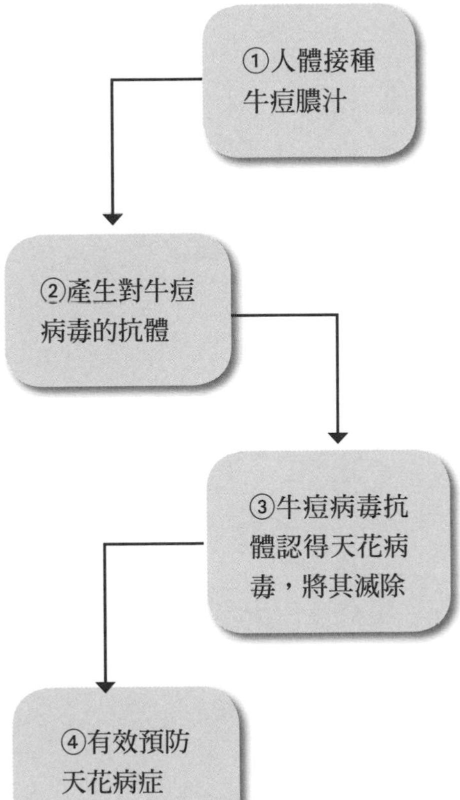
①人體接種牛痘膿汁
②產生對牛痘病毒的抗體
③牛痘病毒抗體認得天花病毒，將其滅除
④有效預防天花病症

第3章

以微毒攻劇毒

微生物研究在十九世紀有了突破性的發展，人類終於知道細菌的存在。延續金納對預防接種的實驗與微生物的發現，疫苗也連帶有了新的發展。巴斯德成功研發出低活性疫苗，奠定了疫苗研發的基礎，也為後來的科學家鋪好一條可以順暢前行的研究之路。

微生物研究的突破性發展

十九世紀時，流傳一個很奇怪但頗受民眾歡迎的說法。民間相信動物屍體之所以會腐爛，是由於動物的體內會自動產生有生命的物質來侵蝕動物體，使其腐爛。

這個「自動產生生命」的理論當時成為一種真理，連學者專家都相信。有一小部分的學者不信這個理論，他們認為動物腐爛是外來的、肉眼看不見的微小生物所引起的。這個理論當時並沒有受到注意。

有一位科學家路易・巴斯德（Louis Pasteur）不相信「自動產生生命」這個理論。為了推翻這說法，他發明一個新方法證明空氣或土壤中存有微生物，這些微生物會經由發酵作用引起動物腐爛及食物敗壞。他以化學實驗提出證據，奠定當時少數學者「微小生物」的理論，因此他被後人尊稱為「現代微生物之父」。

巴斯德出生於法國東部離巴黎四百公里的一個小城，年輕時讀書成績並不優秀，但他很用功，並具有強烈的決心想要進入巴黎高等師範學校。他花了比別人還要多的時間準備，終於考入這所最好的學府。從他求學的精神上，可以看出他最大的特色，就是堅毅的心。他由化學系畢業後，取得化學博士學位。起初從事化學結構研究已有卓越成就，被法國北部里爾大學聘為理學院院長。里爾市是當時法國的造酒中心，里爾大學相當注重這方面研究。

巴斯德搬到里爾後，也將他的化學專長轉向與製酒工業有關。有一次，他和朋友們去喝啤酒，其中一位是啤酒公司老闆。這位老闆最近為啤酒變酸感到頭痛，啤酒放久後變酸便得倒掉，造成每年很大的損失。巴斯德聽了，對此事相當關心。他發現不只啤酒放久會變酸，紅酒及牛奶放久也會，這樣造成很大的經濟損失並給人帶來不便。

他花了時間思考這問題，想出一個理論。他認為啤酒或葡萄酒放久變酸，是由於空氣中的微小生物跑進酒內引起發酵。要證明這個想法，就必須找出空氣中的「微生物」，將其破壞，然後測試酒的味道。他由變酸的酒缸取出樣本，在顯微鏡下觀察，發現了很多微生物。下一步則是要找出方法，破壞這些微生物。

他想出以高溫殺死「微生物」的方式，但溫度太高也會影響到酒的原味，因此要找到適當溫度讓微生物失去活性，但酒的原味保持不變。他做了實驗，發現以適當溫度處理過的酒，放久了不會變酸，還能保持原來的品質。牛奶經此處理後，也同樣可以保存較久。

這種食物消毒殺菌法，是以短暫高溫（攝氏七十二到七十五度，十五秒）滅菌，不只對保存牛奶有幫助，更預防了牛奶帶給人的疾病。牛奶中含有牛隻感染到的細菌，這些細菌不會引起牛的嚴重疾病，但進入人體後可能引發嚴重感染。使用巴斯德發明的這個方法可以除菌，免除人感染的風險。這個方法被稱為「巴斯德處理法」，今日仍使用於牛奶或果汁的殺菌處理上。

巴斯德的研究結果不只對酒及牛奶的保存有實際幫助，對基礎的微生物觀念也有鉅大的貢獻。他的研究成果推翻當時盛行的「自動產生生命」的觀念，並奠定「病菌」（germ）理論，也造成一股力量使十九世紀末細菌學研究有輝煌的成就。

但在當時並沒有很多學者接受這個理論，因為巴斯德所倡導的「病菌」是看不見的微小生物，無法直接證明；有的人還對他提出的學說諷刺譏笑。巴斯德不太理會外界的批評，仍然埋頭苦幹，努力以實驗證明「病菌」的理論。他把研究工作轉向動物疾病。他的想法是，「病菌」也會引起疾病。

他選擇以雞的霍亂病為研究對象。他由病雞取得樣本，經過培養處理後，注入健康的雞體內，然後觀察健康雞是否會得霍亂。他果然發現所有接受病雞樣本注射的雞都得了霍亂！這個實驗證明了病雞的病是由「病菌」引起的，而且病雞體內的「病菌」還具有感染的活力。

巴斯德發現了病雞「病菌」感染後，聯想到金納以牛痘膿汁預防天花的報告。要是可以用病雞樣本做預防劑該有多好，這樣可以避免雞霍亂感染，對雞農及經濟有多大的助益啊！但是要使用病雞取出的樣本當疫苗卻辦不到，因為它致病率太高，打入健康雞的體內，他們全都得病而死。但沒想到，因為他的實驗助手疏忽，讓他找到一條新的疫苗發展之路。

首支實驗室培養出的疫苗

有一次，他的助手身體不舒服，沒法去實驗室工作，在家休息幾天後回到實驗室，將已得病多天的雞取出樣本做培養，然後把培養液接種到健康的雞體內。他很訝異地發現雞並沒有發病；更讓他疑惑的是，這些雞再接種由病雞取出的新鮮培養液時，也安然無恙。這位助手對這些結果感到沮喪，他認為是自己把實驗搞砸了。沒想到巴斯德聽到他的報告，反而覺得很興奮，他認為由舊樣本培養出來的病毒可能毒性已經減低，因此不會致病，但仍然能在雞的體內產生抵抗力。

他設計了一套實驗，把雞分為兩群，一群打了舊樣本的培養液，另一群沒打，然後再給這兩群雞打病雞的新鮮培養液。沒有事先接種舊樣本培養液的雞都死了，而有接種的雞每隻都沒事。

這些簡單明瞭的實驗提供了疫苗的新觀念，也就是說，把病菌的毒性減低，然後以低毒性的病菌作為疫苗接種，既可產生抵抗力，又不會得病。這就是去活性疫苗的開端，也就是以小毒攻劇毒的醫學劇本。往後大部分的疫苗開發都是根據這個原理。

巴斯德的雞霍亂疫苗也是世界上首次在實驗室培養出的疫苗，從此不必依靠天然的疫苗來源。他接著又以相似方法開發出預防牛炭疽病的疫苗。牛炭疽病是相當嚴重的牛隻傳染病，死亡率高，對農民的經濟影響很大。十九世紀末，法國

◆巴斯德首創低活性疫苗原理

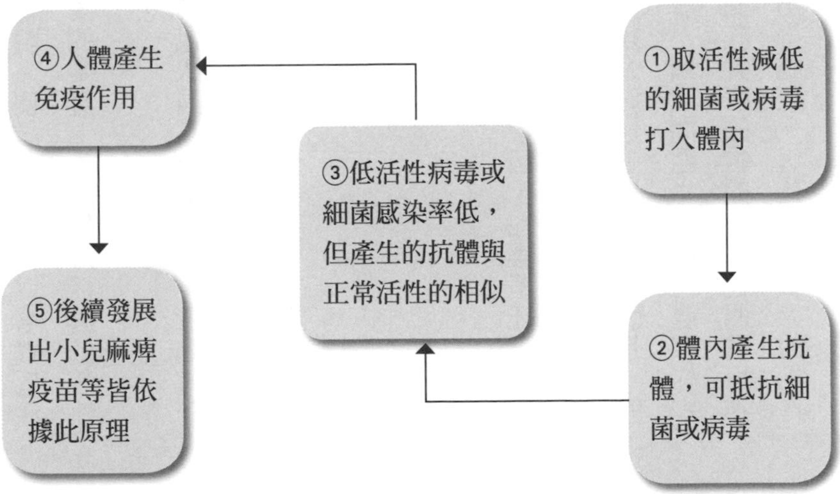
①取活性減低的細菌或病毒打入體內
②體內產生抗體，可抵抗細菌或病毒
③低活性病毒或細菌感染率低，但產生的抗體與正常活性的相似
④人體產生免疫作用
⑤後續發展出小兒麻痺疫苗等皆依據此原理

牛炭疽病廣泛流行。巴斯德有了雞霍亂的疫苗經驗，便試著在實驗室培養低活性的炭疽病菌，然後把低活性的病菌接種到健康的牛身上。果然接種過低活性病菌的牛就不會得病了。

巴斯德實驗出來的低活性炭疽病疫苗大規模在法國農場使用，後來傳到全球，終於解除這個疾病的威脅。炭疽病菌也會感染人，引起嚴重的疾病，而且死亡率很高。巴斯德的疫苗可說是替人類解除了一大危機。

奠定了疫苗研發的基礎

巴斯德進一步證明他的疫苗觀念可使用於預防人的疾病，他選了狂犬病做為實驗對象。當時法國正流行狂犬病，受感染的人與日劇增。他在實驗室內製造低活性狂犬病菌疫苗。事實上，當時並不清楚狂犬病是不是由病菌引起，但他相信與病菌有關。在研究疫苗的初期他就經歷一個大問題：要從何處取樣本做疫苗？由人體直接取樣很難，因此他們從得到狂犬病的狗開始。他們發現狂犬病的病原體會侵入脊椎神經及腦部，於是取出得到狂犬病死後十四天的狗脊椎神經做處理，之後打入健康的狗體內。他的理論是，死後十四天的脊椎神經中的病原體活性已經很低了。他以狗做的實驗有了良好結果，便希望能夠做人的預防試驗。

有一天，八歲的約瑟夫・邁斯特（Joseph Meister）被狗咬了，於是家人帶他去找巴斯德。巴斯德與兩位醫生一起看這個孩子，確定是被感染狂犬病的狗咬傷，便做疫苗接種。接種後觀察三個月，約瑟夫平安無事，由此證明狗的低活性疫苗也可以預防人的狂犬病。巴斯德成功地研發出狂犬病疫苗。

巴斯德的疫苗成功後，名聲大噪，法國人推崇他為法國的大英雄。一八九九年，他開始募款籌劃建立一所研究院，就是聞名國際的巴斯德學院。這個學院繼承了巴斯德的研究精神，以創新思考、嚴謹實驗為原則，繼續在免疫學及疫苗研發方面發展出卓越的成果。

金納及巴斯德在疫苗研發上奠定了很堅固的基礎，而且也鋪了一條寬闊的路，讓之後的科學家可以順暢地往前走。但當時他們尚不清楚疫苗為何可以預防疾病。幾年後，德國的埃米爾・馮・貝林（Emil Adolf von Behring）教授在白喉及破傷風的基礎研究及疫苗開發中，才開始對疫苗的作用有更多了解。

第4章

血清可以抗菌

十九世紀，白喉在歐洲流行，引起學者開始了一系列的實驗，不僅發現了血清可以抗菌，後續並研發出類毒素疫苗，成功降低了白喉與破傷風的感染率。現在，白喉在許多國家都已經絕跡，眾多孩子能免於這些疾病的威脅，皆歸功於此。

白喉到十九世紀才被認定是病菌引起的疾病。罹病的患者喉嚨黏著厚厚皮狀的白膜，把氣管塞住，引發窒息而死亡。白喉最容易感染幼童，因此總讓父母聞之色變。

十九世紀時，白喉在歐洲各地流行，造成社會不安，亟需醫學研究研發出有效的預防及治療方式。就在這很有需求的情況下，在德國大學任教的埃米爾・馮・貝林做了一系列傑出的白喉實驗，終於研發出預防白喉的血清療法，並鋪路讓其他學者研究出抗體在疫苗及免疫上扮演的角色。

抗毒素的發現

馮・貝林年幼時就希望學醫，因為家裡經濟不好沒辦法讀一般大學，他選擇進入免費的陸軍醫學院。醫學院畢業後，他有義務服兵役，被派去軍醫院當軍醫。在這期間，他開始對感染病產生興趣，就在軍醫院從事相關研究。他首先研究的主題是開發滅菌消毒的化學物，並有了優良成果，受到軍方關注，有意栽培他。軍方選他去柏林著名的感染病研究所向大師羅伯・柯霍（Robert Koch）學習。柯霍主要是研究微生物，尤其是一些重要的細菌。他在柯霍的實驗室工作了幾年。這期間，幾位優秀年輕學者加入柯霍的實驗室，其中一位是保羅・埃爾利希（Paul Ehrilich）。後來馮・貝林離開柯霍實驗室，被聘為德國馬爾保大學教授。

他建立實驗室後，把研究重點放在白喉上。當時學界對白喉菌引起可怕氣管窒息的原因並不清楚，但法國有個實驗室發表的報告引起馮・貝林的注意。報告中記述，這些研究者取用白喉菌培養液過濾後的液體來做實驗。他們發現過濾後的液體會引發白喉症狀。他們由此做出一個結論：白喉菌本身不會致病，致病的是這些病菌釋放出來的物質。這些物質被稱為白喉毒素。

馮・貝林讀了這篇論文後著手研究。那時剛好有一位日本學者到他的實驗室工作，名叫北里柴三郎。

北里博士精於化學，對白喉毒素的化學性質已有經驗，他與馮・貝林合作是相輔相成，聯手完成一個具歷史性的實驗。

他們的實驗是先在白喉菌培養液中加了滅菌化學物，把白喉菌殺死，然後將死菌分離取得無菌的培養液。之後將培養液打入動物體內，過了一段時間，由動物體取得血液，再由血液中分離出血清。接著把血清打入另

◆**血清免疫療法原理**

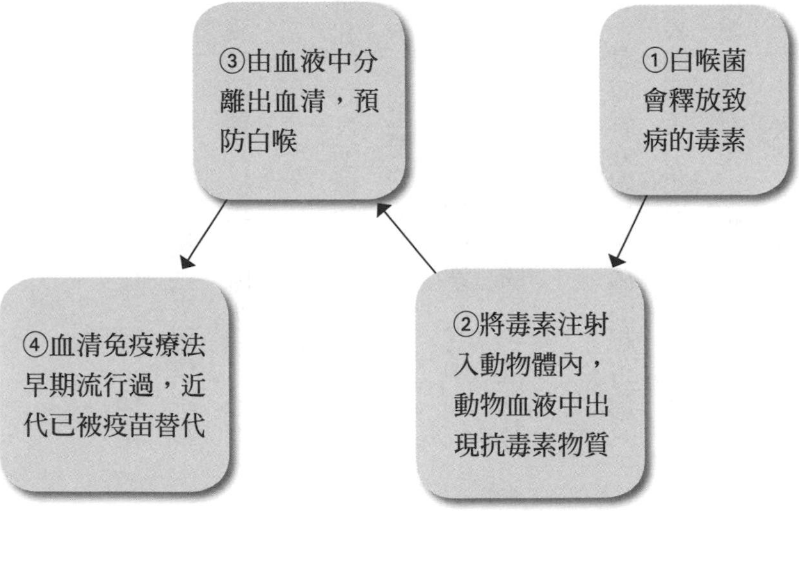
①白喉菌會釋放致病的毒素
②將毒素注射入動物體內，動物血液中出現抗毒素物質
③由血液中分離出血清，預防白喉
④血清免疫療法早期流行過，近代已被疫苗替代

一批動物體內，測試是否可以保護這批動物不感染白喉。這一系列的研究結果顯示，血清可以讓動物對白喉有抵抗力。他們的結論是血清中含有抗白喉毒素的物質，稱之為「抗毒素」。這一系列的結果在醫學期刊發表後很受注重。事實上，這的確是醫學上的大突破，就此建立了血清治療的觀念，也為後來發現血清中的抗體鋪了路。

類毒素疫苗的出現

馮．貝林頗具創業精神，到了二十世紀初，他極力想把新發現轉譯為可預防白喉的藥劑。他將白喉毒素及抗毒素混在一起當作抗白喉藥物，使用在多種動物模型上果然有效。他進一步把毒素及抗毒素的份量和比例做更精確的標準化，以便用來做人體試驗。

人體試驗有效後，他開了公司，大量生產抗白喉混合藥。當時美國及歐洲都被白喉大流行鬧得不安寧，馮．貝林的抗白喉混合劑開始大規模使用，終於征服了白喉。現在白喉在許多國家都已經絕跡。馮．貝林不只是血清治療法的創始者，也因此被稱為兒童的救星，同時也是技轉的先驅者。

當諾貝爾生理或醫學獎剛成立時，馮・貝林的抗白喉研究工作被認為是具創新的發現而且有深遠貢獻，因此成為有史以來首位諾貝爾生理醫學獎得主。幾年後，他的老師柯霍也獲得了諾貝爾獎。

在抗白喉藥物研究這期間，破傷風也是種令人懼怕的病。科學家深入研究後，發現破傷風的致病原因和白喉類似，是由破傷風病菌釋放毒素引起的。馮・貝林的實驗室以類似的研究方式證明抗毒素的存在，並且以毒素加抗毒素混合物做為抗破傷風療法。他的研究同時證明有些細菌並不是由於細菌本身致命，而是因細菌釋放出來的毒素。以毒素為標的，才能發展出有效的疫苗。

「抗毒素」的發現就像是茫茫大海中的燈塔，為免疫學指出了新大陸。而發現新大陸的則是保羅・埃爾利希。埃爾利希與馮・貝林是同輩，而且是同一個時期在柯霍實驗室工作。他們合作研發抗白喉的血清療法。後來因商業利益衝突，埃爾利希和馮・貝林教授分道揚鑣，埃爾利希把研究方向轉向較基礎的問題。他是史上第一位以抗體來解釋「抗毒素」作用的學者。後來發現病毒的疫苗如牛痘疫苗及狂犬病疫苗之所以有效，也是藉由產生抗體。而且抗體不只是疫苗的武器，更是免疫的原動力。下一章會較詳細地說明抗體的多元化及其威力。

◆類毒素疫苗原理

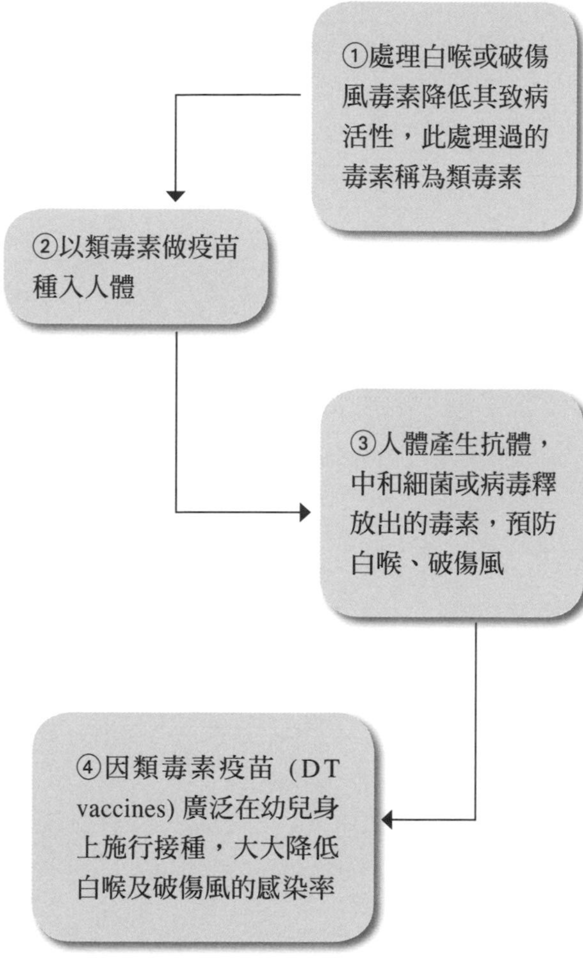
①處理白喉或破傷風毒素降低其致病活性，此處理過的毒素稱為類毒素
②以類毒素做疫苗種入人體
③人體產生抗體，中和細菌或病毒釋放出的毒素，預防白喉、破傷風
④因類毒素疫苗（DT vaccines）廣泛在幼兒身上施行接種，大大降低白喉及破傷風的感染率

第5章

抗體是疫苗防菌的武器

抗體是人體中重要的免疫利器，一旦有細菌或病毒入侵，才會快速增生並消滅入侵者。然而，這種我們現今所熟知的抗體運作方式，科學家們卻是到了二十世紀中旬，才對此有更進一步的發現與了解。

人體配備了幾種相當強而有力的免疫武器，其中最主要的一種就是抗體。人在健康平安時，抗體的數量很低，一旦有細菌或病毒侵入，體內一群具特殊使命的細胞便會機動起來，迅速地由睡眠狀態醒轉，並大量增生及成長。成熟後的細胞釋放出大量抗體，黏上入侵的細菌或病毒，將其除滅。

不只抗菌、抗病毒，還要抗毒素

金納的牛痘疫苗及巴斯德的狂犬病疫苗就是用抗體來預防天花及狂犬病。金納的接種牛痘膿漿中含有牛痘病毒，人體在接種後，體內對牛痘病毒反應，產生抗牛痘病毒的抗體。由於牛痘病毒與侵襲人的天花病毒結構相似，攻擊牛痘病毒的抗體也以同樣的手法去除天花病毒。

狂犬病疫苗則是接種去活性的病毒，這種病毒進入人體不會引起狂犬病，但仍會產生抗體，而且產生的抗體認得入侵的狂犬病毒，會很有威力地消除病毒。後來開發的小兒麻痺、黃熱病、流感及其他常見感染症如麻疹、腮腺炎等疫苗，也都是靠抗體發揮免疫作用。

有些細菌感染的疾病如肺炎、腦膜炎已有疫苗預防，這些疫苗也是藉著抗體將肺炎菌及腦膜炎菌除掉。有些細菌是靠毒素引起疾病，以細菌為疫苗種來預防這些細菌感染沒有效，要以毒素為標的才能克服。馮・貝林發明的白喉及破傷風的混合製劑是先在動物體內製造抗體（稱為抗毒素），再與毒素混合，中和掉毒素的致病力，把混合物注入人體後，對白喉或破傷風毒素反應產生抗體。這些抗體很有效地抵擋入侵的白喉菌及破傷風菌感染所釋放的毒素。

抗體的專一性

抗體有一個很特別的性質，它具有高度的專一性。白喉菌毒素引發的抗體只認得白喉毒素，而且會緊緊黏住白喉毒素，不讓其逃走，但白喉毒素的抗體認不得破傷風毒素，也不會黏上去。病毒的免疫抗體也是如此。狂犬病毒引發的抗體對天花沒有作用，而種牛痘產生的抗體也處理不了狂犬病毒。

在二十世紀初，抗體的專一性對醫學家而言是一大挑戰。病毒、細菌，加上其他會感染人的微生物種類眾多，人體細胞居然有辦法對每一種入侵的微生物製造出專一的抗體，真是令人無法想像。埃爾利希教授對此具有超越常人的想像力，提出了「側鏈」學說（Side-chain theory）。

他認為人體內已存在一群細胞，具有特殊的化學表達，這群細胞上表達了成千成萬不同的化學側鏈。當某一種細菌、病毒或毒素侵入人體後，這麼多側鏈中，只有一種側鏈會認得入侵的病原體或毒素，將其黏住進而消滅。這個假說相當抽象，在當時有限的生物化學及細胞生物學知識下，不容易理解也不容易證明。許多人覺得這個假說很有趣，卻無法完全接受。抗體的觀念在醫學界也因此逐漸淡化。

但到了二十世紀中旬，兩個突破性的研究又使抗體成為免疫的主軸。其中一個是解開了抗體的化學性質。

抗體的化學性質

抗體的化學性質研究工作，起源於座落在美國紐約市的洛克菲勒學院（Rockefeller Institute）的感染病研究群。領軍這個研究群的是奧斯瓦爾德・埃佛里（Oswald Avery）。埃佛里是生物化學界研究細菌之先驅，後來發現了DNA是基因的基本成分。他在洛克菲勒學院的實驗是以肺炎菌為研究對象，從事多項生物化學研究工作。其中一項是要了解肺炎菌表面有活性的物質。

他延攬了一位具有化學經驗的年輕學者麥克・海德柏格（Michael Heidlberger）負責這個研究計畫。當時化學分離技術還相當簡陋，做分離分工很費時間而且效率不高。海德柏格專心這項工作，克服了不少問題，終於由肺炎菌分離出有活性的成分。出乎他的意料，分離出來的竟然是醣類，而不是蛋白質。

這個發現對細菌學影響很大，海德柏格對這個物質很感興趣，因為肺炎菌感染人體會引發抗體，他很好奇想知道這種醣類物質是否會產生抗體。他以生物化學的方法確定了醣類物質的確會引發抗體。在他仔細分析下，發現抗體是蛋白質。這是首次發現抗體的化學性質。之後，海德柏格繼續對抗體蛋白質的化學性質做深入研究，成果輝煌，貢獻極大。後代尊稱他為免疫化學之父。

當時對抗體的化學性質不了解，因此以不同名稱表達，包含「沉澱素」、「凝集素」、「調節素」等等。同時也有些說法認為抗體不可能是單一種化學成分，應該多種多樣才會有不同性質。海德柏格將多種不同名稱的抗體做純化分析，發現所有抗體都屬於「球型蛋白質」，最後總算將這些混亂的名稱統整出這個答案。二、三十年後，球蛋白抗體的結構被解出，對於抗體的分子作用更加清楚，為之後以抗體為藥劑的研發鋪好了路。

而解出球蛋白結構的其中一位研究者，是傑拉爾德・埃德爾曼（Gerald Edelman），也在洛克斐勒學院工作。另一位洛德尼・波特（Rodney Porter）則在英國牛津大學。洛克斐勒學院在細菌分子生物及免疫化學方面的成就卓越，這幾十年內成為世界頂尖的研究機構。

所有抗體都是性質相似的球蛋白質，統稱免疫球蛋白（Immunoglobulin），英文簡稱 Ig。免疫球蛋白又被細分為五個種類，分別是：IgG、IgA、IgM、IgD 及 IgE（也稱為 G 型免疫球蛋白、A 型免疫球蛋白等），其中以 IgG 及 IgE 較為常見。一般的疫苗及免疫產生的抗體是屬於IgG，而過敏症的免疫抗體屬於IgE。

製造抗體的淋巴球

另一個有關抗體研究的突破，是發現抗體是由體內一種具特殊免疫功能的淋巴球製造出來的。首先發現淋巴球會製造抗體的是阿絲翠・法拉格瑞斯（Astrid Fragraeus）。她是在瑞典斯德哥爾摩市卡羅林斯卡醫學研究院工作的年輕學者。她有系統地將細胞從各個不同器官分離出來，然後測量這些細胞製造抗體的能力。她發現淋巴球在轉變成漿細胞時，會製造大量抗體。這個發現當時並沒有在學術界引起轟動，因為那個時代對淋巴球了解得不多。後來法拉格瑞斯的發現才被確認，漿細胞的確是製造抗體免疫球蛋白的主要細胞。

在正常的情況下，漿細胞在體內的數量很少，不常見，體內較多的是漿細胞的前身淋巴球。淋巴球在十八世紀被辨認出來，但當時不知道它的功能，直到二十世紀中旬，才首次被法拉格瑞斯發現淋巴球可以變形為漿細胞，並且製造抗體。

到一九六〇年代，淋巴球被認為不是純種細胞，而可分為B淋巴球及T淋巴球。這兩大類淋巴球原先都是在骨髓內製造，但製造出來的淋巴球尚未成熟，一部分去胸腺（thymus）深造成熟，成熟後有的繼續留居胸腺，有的進入血液。在胸腺深造過的細胞稱為T淋巴球（也稱為T細胞）；另一部分尚未成熟的淋巴球留在骨髓內深造成熟，成熟後進入血液，大部分進入淋巴腺定居，這些細胞稱為B淋巴球（或稱B細胞）。

B細胞經過病菌或毒物刺激後會轉為漿細胞，產生抗體，因此B細胞是免疫球蛋白的來源。T細胞不製造抗體但負責其他特殊免疫功能，與B細胞合作共同執行殺菌除癌的工作。

這兩個突破性的發現解開很多抗體的謎，而且也讓抗體獨特的專一性有了答案。原來每一個B細胞表面都表達一種類似抗體的蛋白質，當細菌、病毒、毒素侵入人體後，微生物所呈現的抗原（antigen）便會與其化學性質相吻合的B細胞上的抗體結合。抗原及抗體的結合刺激帶著這特殊抗體的B細胞生長，並促使細胞釋放出這一類專一性的抗體。一旦入侵的微生物被滅掉後，這些特殊B細胞便很快死亡，只留下些微細胞。

◆產生抗體的漿細胞

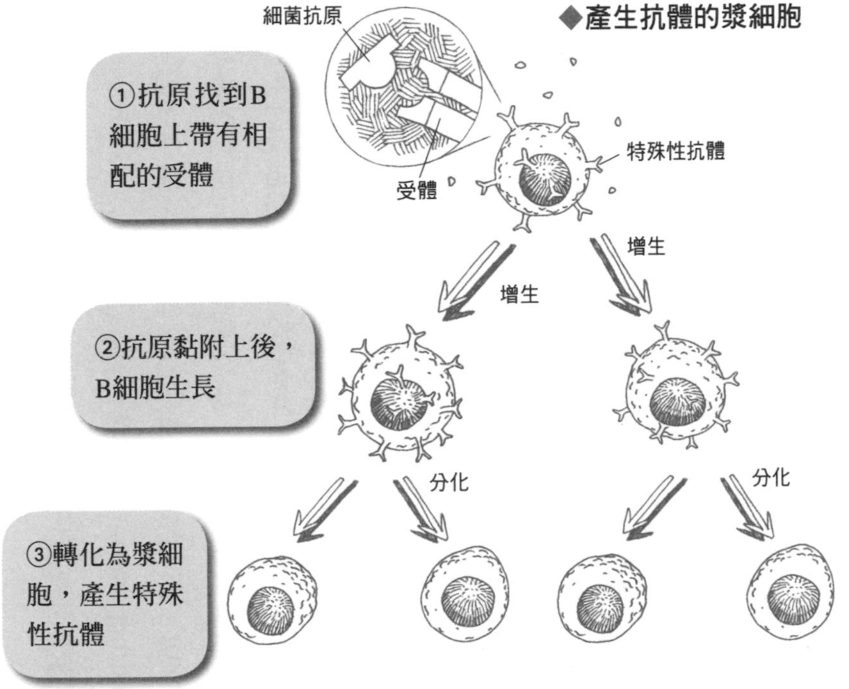
細菌抗原
①抗原找到B細胞上帶有相配的受體
受體
特殊性抗體
增生
增生
②抗原黏附上後，B細胞生長
分化
分化
③轉化為漿細胞，產生特殊性抗體

很有趣的是這些剩餘的細胞是有記憶的，一旦帶同一種抗原的病菌再次入侵，這些B細胞便會很迅速地趕來與抗原結合，快速增生，製造出更大量的抗體。

抗體由B細胞釋放後，進入血液，找到入侵的病菌與其結合，呈現不同的形狀。也可以說，抗體殺菌的技巧還滿多采多姿的。由於不同的結合方式，早期抗體的名稱很多。馮・

貝林和北里教授將血清中對付白喉及破傷風的抗體稱為「抗毒素」。馮・格魯伯（Max von Gruber）及杜爾姆（Herbert Durham）發現血清的抗體可以凝集細菌，便稱之為「細菌凝集素」。克勞斯（Rudolf Kraus）則發現血清中的抗體會將細菌沉澱，便稱之為「沉澱素」。到了二十世紀初，萊特（Almroth Wright）及道格拉斯（Stewart Douglas）發現血清中的抗體會黏在細菌或病毒上，讓吞噬細胞方便將細菌或病毒吞滅，他把這種抗體稱為「調理素」。

在二十世紀上旬，這些不同的抗體被認為是不同性質的物質，造成不少混亂。要等到抗體的化學成分及結構被解出後，這些混亂才得以清除。埃爾利希教授提出的「側鏈」學說終於有了化學上具體的解讀，而他提出的理論真是超世代。

人體的免疫不單靠抗體，還靠著一群免疫細胞的互動。在醫學史上曾發生過劇烈的爭論：是抗體呢？或是細胞免疫呢？

由於抗體在研究上的突破發現，抗體免疫在二十世紀中旬相當吃香，勢力強大，許多學者傾向抗體免疫研究，使得細胞免疫被置入冷宮多年。到了一九七〇年代，發現了T淋巴球後，細胞免疫研究才被解救。這幾十年的研究結果發現細胞免疫與抗體免疫息息相關，互相合作保護人體。也正因為它們的密切合作，產生了免疫的威力，其中每個參與的份子都很重要，稍有缺陷就會引起免疫失調，造成不良後果。

免疫系統不只是抗細菌和病毒，也會認識自我，排除異已，更會識別癌細胞，認之為敵。承擔這多項重責大任的，就是一群個性不同但相輔相成的免疫細胞。

第二部

認識細胞免疫

人體的免疫系統相當複雜，但運作起來既機警又精密。
免疫系統的威力，靠的是一群無私的血液細胞分工合作。
認識了細胞免疫，對於一些生活中常聽聞的病症如：
過敏、類風溼性關節炎、系統性紅斑狼瘡……
都將有更全盤且深入的了解。
想戰勝器官移植與癌症的問題，
或許得從認識細胞免疫開始。

第6章

精密互動的細胞免疫

人體的血液中，存在著一群防衛最快速、最優異的免疫細胞。我們常說的免疫力，正是靠著這群細胞順暢無礙的防禦合作，才能在第一時間為我們擋下入侵的細菌、病毒或微生物。免疫系統中的細胞運作起來極為精細與微妙，可以說是我們體內的超強護衛隊！

血液中的白血球是免疫前哨

人體免疫反應的主要功能是抵抗入侵的致病微生物。大自然中的微生物種類及數量非常多，會致病的算少數，其中以細菌及病毒居首，黴菌及原蟲也會致病。人體具有精密的免疫系統來清除這些入侵的病原微生物。

除了上章所述的抗體免疫，細胞免疫也同樣扮演重要的角色。細胞免疫在抵抗細菌方面的研究較徹底，所供給的知識較完整，本章就以此為例介紹細胞免疫力。

具免疫功能的細胞種類繁多，但極大多數是由骨髓造血系統產生，釋放入血液中才有不同歸宿。有的細胞存留於血液不斷做巡迴工作，做前線的防衛；有的細胞則居住在淋巴組織，需要時再進入血液或組織中做特殊防衛工作。各種細胞合作無間，造成精密的免疫網。免疫細胞與抗體也有密切合作，共同圍困細菌，將其消滅。

在血液中循環的細胞有好幾種，根據這些細胞顏色的不同及形狀的特徵，分別被命名為紅血球（紅色的細胞）、白血球（無色的細胞）和血小板（形狀像小板子）。後來有了血球染色技術後，發現白血球的形狀及顏色不盡相

◆血液中的細胞

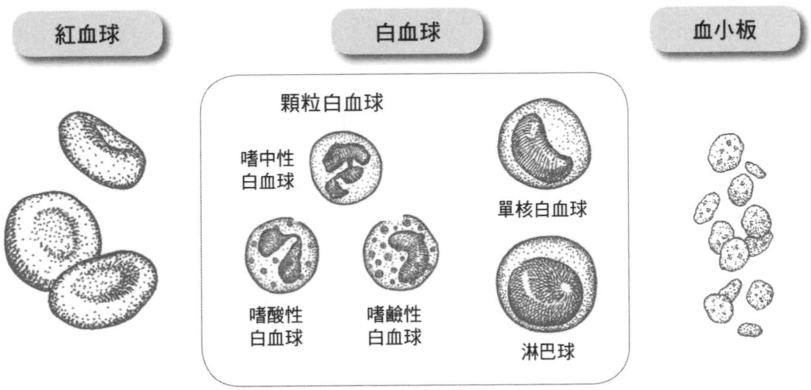

同，又可分為三大類：顆粒白血球、單核白血球和淋巴球。

顆粒白血球又可因染色之不同細分為：嗜中性、嗜酸性和嗜鹼性白血球。在血液中循環的白血球以嗜中性顆粒白血球及淋巴球最多，單核白血球居次，嗜酸性及嗜鹼性白血球則非常少見。

醫學家在十九世紀時，已在顯微鏡下看到各種形狀的白血球，他們覺得很好奇，但並不知道這些白血球為何在血液中游蕩。二十世紀初，梅吉尼可夫（Elie Metchnikoff）教授首次觀察到白血球會吞噬細菌，才發現了白血球在免疫方面的功能。

嗜中性顆粒白血球

梅吉尼可夫教授是顯微鏡專家，他是第一位在顯微鏡下發現嗜中性顆粒白血球的人，也是第一位觀察到嗜中性顆粒白血球有吞噬細菌的能力，並將這些細胞取了「吞噬細胞」的名字。這個發現相當重要，是細胞免疫的創始，而且為白血球的功能研究開拓了一條新路。

嗜中性顆粒白血球是站在免疫第一線的英勇戰士，它短短的一生（大約七小時）都在做守衛的工作，自骨髓出生後便在血液中巡邏。嗜中性顆粒白血球的機動性高，一旦察覺到侵入的細菌，他們便會迅速移動，由血液中衝到受侵害的組織。

血球要由血液進到受侵害的組織並不是簡單的事，必須穿過層次複雜的管壁。首先要穿過一層包圍管壁的內皮細胞。嗜中性顆粒白血球可說是武藝高強，它們在內皮細胞上翻滾幾次，然後緊緊黏住細胞上的交互蛋白質，穿過內皮細胞，再穿過管壁內的組織游到血管外受細菌侵犯的地方。到了戰場後，嗜中性顆粒白血球獻出一切，努力吞蝕細菌，並把細胞內的顆粒及一群化學物質釋放到戰場，之後便現場犧牲。嗜中性顆粒白血球以英勇犧牲的精神將凶猛的細菌擋在原地，甚至完全消滅。

有些人的嗜中性白血球功能缺陷或顆粒不足時，很容易受到嚴重感染，主要原因就是嗜中性顆粒白血球跑得慢，吞噬能力低，無法有效滅除細菌。我們之所以能保持健康，都要感謝體內這些保護我們的嗜中性顆粒白血球。

單核白血球的吞噬力

後來學者研究肺結核細菌時，發現單核白血球也具有吞噬功能。一九四〇年代肺結核盛行，對人類造成大傷害。肺結核是一種由細菌感染而引起的可怕肺病，但與肺炎細菌感染不一樣，肺結核感染後不會馬上發病，即使發病也是慢性的，一點也不像急性肺炎。許多人受肺結核菌感染，但僅少數人發病。當時醫學專家已聯想到這與免疫力有關，認為抵抗力低的人才會得到肺結核。

發現ABO血型的醫學大師卡爾・蘭史坦諾（Karl Landsteiner）教授對肺結核的免疫產生高度興趣，他想證明受結核菌感染後的血清具有抗肺結核的作用，所以和麥瑞爾・切斯（Merrill Chase）做了一系列的實驗。他們由已受過肺結核菌感染的天竺鼠身上取出血清，注射入還未受感染的天竺鼠，目的是試驗血清是否可以預防肺結核菌。他們小心地觀察天竺鼠是否有肺結核症狀。很奇怪的是，雖然已接受免疫血清，天竺鼠仍然會得肺結核。他們感到很訝異，因為這與十九世紀末馮・貝林及北里的實驗結果迥然不同，表示血清中的抗體對於抵抗肺結核菌沒有效果。

他們下一步實驗是由已受肺結核菌感染的天竺鼠血液中取出白血球，將白血球打入另一批沒受感染的天竺鼠體內。過了一段時間再將結核菌給這批天竺鼠，目的是要看白血球是否讓天竺鼠對肺結核菌產生抵抗力。結果令他們很興奮，注射過白血球的天竺鼠受肺結核菌感染後不會得肺結核。他們下了這樣的結論：受感染天竺鼠血液中的白血球具有抵抗肺結核菌的免疫作用；也就是說，抵抗肺結核菌的免疫力不是當時盛行的抗體，而是白血球。受感染天竺鼠的白血球很顯然認得肺結核菌，而且具有滅除肺結核菌的威力。

蘭史坦諾教授的研究成果頗受重視，不少實驗室也投入這方面研究。受到梅吉尼可夫教授的吞噬細胞的影響，多數實驗重點是找出抵抗肺結核菌的吞噬細胞，結果發現參與抵抗肺結核菌的吞噬細胞並不是嗜中性顆粒白血球，而是一種很大的細胞，稱為巨噬細胞。巨噬細胞分布很廣，幾乎所有器官都有。平常這些巨噬細胞就住在肺臟、肝臟、腎臟等處，甚至腹腔中也有，一旦肺部受到肺結核菌感染，肺中的巨噬細胞迅速來到戰場，發動對結核菌的攻擊。它會一面吞食細菌，一面釋放出化學武器把結核菌圍滅。

巨噬細胞是來自於血液中的單核白血球。單核白血球由骨髓中的造血廠製造出來後進入血液，再由血液進入各個器官，並在器官內進行分化，成為體積巨大的細胞。這些巨噬細胞便永遠居住在特定的器官，專門負責該器官殺菌的警衛工作。各個器官的巨噬細胞形狀及功能相似，但也具備一些特有的性質。

血液中的其他警衛

血液中還有一些未分化的單核白血球，這些細胞數目不多，一生就隨著血液循環，擔任全身的警衛工作。血液中的單核白血球相當機動，一旦偵察到入侵的細菌，單核白血球與嗜中性顆粒白血球相似，會與血管內壁作用，在上面翻滾了幾圈後，穿過內皮細胞及管壁進入細菌入侵的組織。這些單核白血球也具有吞噬細菌的能力，與巨噬細胞相似，會釋放出細胞素來圍剿細菌。單核白血球一旦參與滅菌戰爭，便抱著犧牲的決心，也是抗菌的第一線英雄。

血液中還有另一類顆粒白血球專門防禦寄生蟲。台灣以前較常見的寄生蟲感染是蛔蟲。寄生蟲個子大，可用肉眼看見。因此血液中的嗜中性顆粒白血球及組織中的巨噬細胞無法將其吞噬消滅，防衛寄生蟲的責任是屬於另一類白血球。這類白血球也含顆粒，但這些顆粒必須用酸性染色才能在顯微鏡下看到。由於這些細胞中的顆粒嗜酸性，所以稱為嗜酸性顆粒白血球。

嗜酸性顆粒白血球也無法吞噬那麼大的寄生蟲，因此使用化學武器來攻擊。這些細胞來到寄生蟲入侵處，釋放出特殊的酶，以這些酶來傷害寄生蟲，使其無法散布。

這群白血球的免疫功能是第一線緊急防衛，在免疫學上稱為「內在免疫」。內在免疫可以救急，但無法滅除微生物。它們能在第一時間迅速趕到現場，一方面進行緊急攻擊，另一方面把信息傳給另一組白血球，包含樹突狀細胞及各式各樣淋巴球。樹突狀細胞是將敵人（病菌及病毒）認清，傳信息給淋巴球特攻部隊，讓這個特攻部隊可以精準地消滅病毒，但不會傷到自體細胞。

樹突狀細胞

樹突狀細胞是由單核白血球分化而來，長居於多種器官組織中。一百多年前，就讀醫學系的一位德國學生約翰・朗格漢（John Langerhans）已在顯微鏡下觀察到這種細胞。朗格漢看到的細胞很不尋常，含有突出體，形狀有點像樹枝。當時他猜測這種細胞來自神經，因為形狀有點像神經細胞。這類細胞後來被學者稱為朗格漢細胞，但其生理作用當時並不清楚，朗格漢的這個觀察也隨著時間漸漸被遺忘。過了一個世紀，洛克菲勒研究院（後來改稱洛克菲勒大學，Rockerfeller University）有位勞佛・史坦曼（Ralph Steinman）教授於一九七三年研究細菌免疫時，也在顯微鏡下觀察到有如樹枝的細胞，他稱之為樹突狀細胞。

這一次的發現發表後，引發許多研究者的興趣，希望能了解這種細胞的功能。他們研究發現樹突狀細胞是在幫忙淋巴球對付外侵的細菌、病毒等微生物，是免疫反應不可缺乏的細胞。後來史坦曼教授才把樹突狀細胞的特殊功能有系統地以實驗證明出來。

樹突狀細胞來自骨髓的白血球。還未成熟的樹突狀細胞沒有長出樹突狀的突出體，其形狀像單顆粒細胞，有的形狀與漿細胞相似。尚未成熟的樹突狀細胞被釋放到血液循環時並不出色，也沒什麼特徵，因此不易辨認。成熟後，樹突狀細胞進入組織居住，已具特殊形狀，與神經細胞的形狀有些相似，但樹突狀細胞並沒有神經細胞的功能。

樹突狀細胞最喜歡住的地方是皮膚、胃腸壁及肺，因為這三個器官是人體與微生物接觸的前線。樹突狀細胞固守前線，警覺度高。當病毒、細菌或其他微生物侵入身體時，樹突狀細胞便趕到現場將微生物吞噬，在細胞內把病毒的抗原分解為肽，然後把抗原肽移動到細胞表面。簡單來說，樹突狀細胞的這個功能將入侵微生物的身分印證在它的細胞表面，讓具有殺傷力的淋巴球可藉這印證去攻打入侵的微生物。在細胞表面已表達了微生物抗原肽的樹突狀細胞，會與淋巴球相互作用，讓淋巴球認得入侵的微生物而發動攻擊。

多元化的淋巴球

淋巴球是白血球的一種。十八世紀時，威廉・道森（William Dawson）辨認出血液中的淋巴球。之後有研究發現淋巴球的分布不侷限於血液，許多淋巴球居住在器官內，其中以淋巴腺及脾臟最顯著，但是這些小小的淋巴球對身體有何功用並不清楚。淋巴球的免疫功能到了二十世紀才被詹姆士・高萬斯

（James Gowans）解開。

高萬斯在牛津大學主修的是生理學，當時校內一位教授霍華德・弗洛里（Howard Florey）解開了盤尼西林的生化結構，享有國際聲譽。高萬斯聞名加入弗洛里教授的實驗室，想跟隨教授的腳步從事微生物及抗生素的研究。他在弗洛里教授的指導下取得博士學位，之後到法國巴黎的巴斯德研究院從事博士後研究。受到巴斯德研究院免疫研究氣氛的影響，高萬斯開始對免疫學產生興趣並著手研究。後來他回到弗洛里教授的實驗室，向教授報告去巴斯德研究院的經驗並坦誠說明他想繼續從事免疫研究。弗洛里教授對他改變研究興趣有點失望，但仍留他在實驗室，並給他一些有關免疫研究的建議。

有一次在實驗室的下午茶時間（tea time），他們聊到淋巴球，弗洛里覺得這是免疫的要角，值得探討其功能。高萬斯也覺得這個研究題目有意義，開始讀起有關淋巴球研究的文獻。英國學術界的下午茶時間就有這種意想不到的啟發性。高萬斯在與弗洛里教授的「下午茶閒聊中」找到一條重要的研究大道。他把全部時間及精力投入，果然開花結果，不只是個人的成就得到讚賞，也為學界點起強烈的火花，將免疫學帶入新的境界。

高萬斯決定用新的方法來探討淋巴球在動物體內的運作。首先，他探討在血液中循環的淋巴球與居住在淋巴腺內的淋巴球之間的關係。他利用那時剛開發出來的同位素做細胞標誌，追蹤淋巴球的動向。他先由動物體內取出淋巴球，加上同位素做標示，然後把含同位素標示的淋巴球輸回動物體內。在不同時間點由血液、淋巴腺取出淋巴球，並測量含有同位素的淋巴球。結果發現，許多含同位素的淋巴球堆積於淋巴腺內，也有一些在淋巴腺內的淋巴球回到血液。他的研究結果給了一個新觀念：淋巴球會跟著血液循環到淋巴腺，而且淋巴球也會由淋巴腺進入血液。

高萬斯繼續以動物實驗證明淋巴球是動物對抗原反應的主要細胞，他的實驗結果被廣泛接受。到了一九五〇年代，淋巴球已被認為是細胞免疫的主角，這都歸功於高萬斯的實驗證明。

值得一提的是，早在三十多年前，詹姆士・摩費（James Murphy）就以動物實驗結果指出淋巴球的免疫功能，可惜他發表的論文沒受到注目。另一個可能的原因是，一九二〇年代的免疫學界相信免疫來自於抗體，因此研究興趣集中於抗體，摩費的淋巴球免疫論很自然地被認為不重要因此不受採用。三十多年後，高萬斯才又發現淋巴球的免疫功能。高萬斯的論文發表後很快受到注重，可以說是時機對了，因為一九四〇年細胞免疫學興起，許多研究者渴望新的發現。高萬斯對淋巴球的創新研究成果像是給研究者帶來解渴的井水，同時也給細胞免疫一個新的、踏實的研究方向。

血液及淋巴腺中的淋巴球形狀相同，染色後在顯微鏡下看起來是小小的細胞帶有相當大體積的深藍細胞核，很自然地被認為只有單一種淋巴球，但到了一九六〇年代才發現不是如此單純。根據各方面研究，結果可以把淋巴球分為二大類：一類稱為B淋巴球（B細胞），另一類是T淋巴球（T細胞）。

B淋巴球是專管抗體的製造。這類淋巴球被活化後，會變形為漿細胞然後製造抗體（見第八十頁）。T淋巴球相當複雜，是一群形狀相似但功能各有特性的細胞，可再分為幫手T細胞、殺手T細胞、控手T細胞等等。幫手T細胞也由於功能不同而分為一號、二號及十七號幫手細胞。這些細胞互動性高，是細胞免疫的必要分子。其原始功能是殺菌滅毒。但功能過盛時會引起發炎作用，引發慢性發炎疾病。

淋巴球族群中還有一類是非T非B，被稱為自然殺手淋巴球，簡稱為NK

細胞。這一類細胞殺傷力高，在殺癌細胞方面扮演重要角色。

淋巴球的功能多，每種功能靠特殊功能的淋巴球，因此研究發現的淋巴球新種越來越多，看起來有許多具特殊功能的淋巴球還沒被發現。

◆抗菌前哨免疫細胞

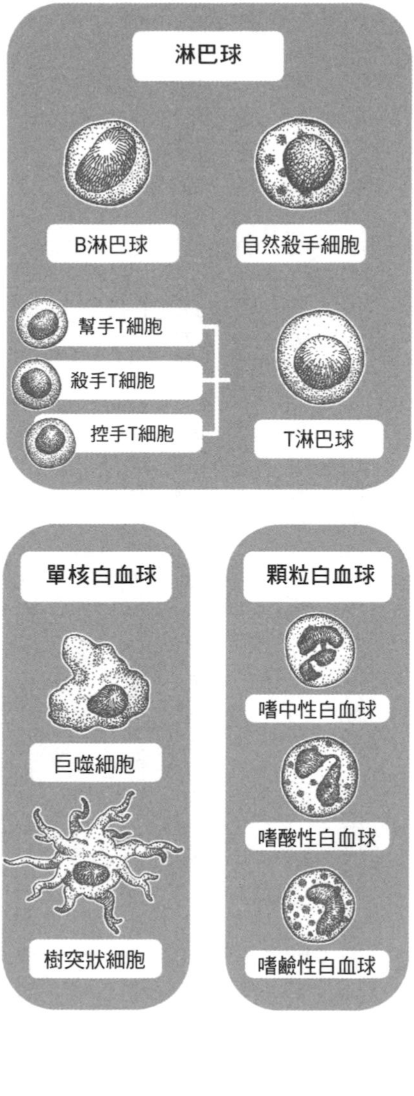

免疫細胞在血液中循環做巡邏工作，一旦有細菌感染，會穿過血管壁進入受感染組織擔當免疫殺菌工作。其中T細胞受不同刺激會轉變成不同功能的細胞，種類越來越多，圖中只列出較具代表性的T細胞。

免疫T細胞辨認自我，排斥異體

人體內免疫系統的角色很多，但是運作起來相當有秩序。不同的細胞分工合作，協調得很密切，發揮極大效能，而最了不起的就是整個系統的機動性非常高。

當病毒入侵的信息傳開，血液中的嗜中性顆粒白血球及單核白血球先由血管經過管壁的內皮細胞到達病毒入侵現場，組織中的巨噬細胞及樹突狀細胞也接續趕到。這些細胞各自展開特殊功能。

具有吞噬能力的細胞直接把細菌吞入細胞內殺掉。有吞蝕能力的樹突狀細胞則將吞入的病菌抗原消化成肽，然後與附近的淋巴球結合，使得殺手淋巴球可正確將病菌殺死。

將病菌處理得差不多時，免疫系統便會緩慢下來，許多參與的免疫細胞很快凋零並死亡，其遺體也快速被清除，負責清除工作的是另一群巨噬細胞。這些細胞把凋零死亡的細胞吞蝕後，在細胞內處理掉遺體，將營養成份回收利用。有一些淋巴球存活下來，回到血液及住處，這些細胞會記得這次入侵的病菌。很巧妙的是，一旦同樣病菌再次入侵，這些淋巴球會迅速抵達現場，增生很快，殺傷力也很強。

免疫細胞除了殺菌滅毒外，還負責排斥進入體內的異種細胞、器官或化學物。它發展出一套辨識自我的細胞免疫機制，也能識別移植的異體器官或環境化學物。辨別這些非自體的細胞時，T細胞會產生強烈反應，他們趕到現場，用盡火力消除非自體細胞。但移植的器官或環境化學物不像入侵的細菌或病毒，沒辦法除掉，因此T細胞數量增，攻擊力加強，造成對正常細胞的傷害。

令人難解的是，免疫細胞也會對自體的細胞產生反應，造成自體免疫，持久時會造成自體免疫疾病。

免疫系統也能辨認癌細胞為非自體細胞，而加以攻擊。但癌細胞很機警，會用不少方法躲開免疫的辨識能力，並在人體中繼續生長轉移，危害人體。

關於自體免疫、過敏免疫與癌症的免疫閃躲等等，將在後文分章詳述。

◆細胞免疫運作簡圖

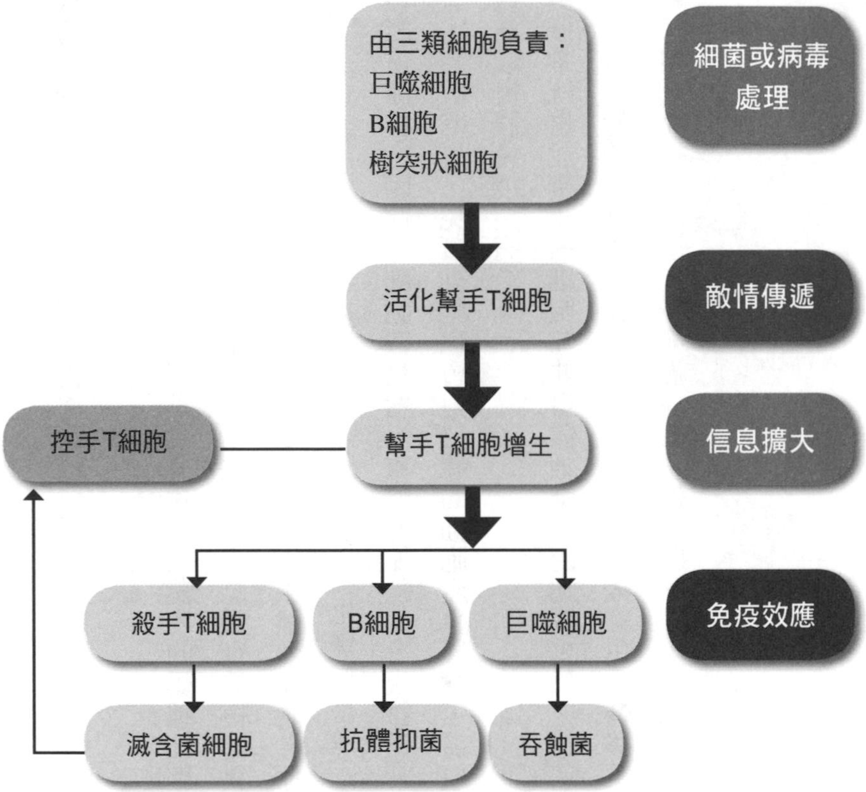

這張圖將很複雜的細胞免疫運作過程簡化，實際上細菌及病毒的處理方式不完全相同，產生的免疫效應也有差異，但運作過程相似。圖中的幫手T細胞除了接觸殺菌細胞，也會通知控手T細胞。控手T細胞活化後，會控制殺手T細胞，不讓其殺傷力過火損害到正常細胞。

第7章
器官移植排斥與免疫的關聯

免疫細胞會抵抗外來入侵的細胞，這種異體排斥的問題對於器官移植的研究過程來說，最需要克服與突破。究竟這些救命無數的器官移植手術，如何克服免疫的問題而發展至今？還有胎兒為何能安然存在母體內而不受到免疫排斥呢？

幾千年前，希臘及中國民間都有傳說以換心來平衡鬼魂的故事，有些著作更將換心當作愛情的幻想。兩千年前便有器官移植的記載，最早的是有關鼻子重建一事。當時的犯人常以割鼻為刑罰，這些失掉鼻子的人找醫師修補鼻子。有的醫生嘗試以身體其他部分割取皮膚及肌肉移植到鼻子，皮膚長起來後再把鼻子傷口補滿，但補過的鼻子形狀奇怪。

一千多年後，西方文藝復興時期醫學迅速進展，開始大膽嘗試創新療法，其中以文藝復興起源地的義大利最為活躍。當地大學有不少研究者進行大膽研究，其中以皮膚移植最為突出。在義大利波羅納大學任教的格斯巴雷・塔格里科其（Gaspare Tagliacozzi）對當時移植的結果做了綜合結論。他的報告中指出，同體移植會成功，但同種異體或異種移植都是失敗的。他認為每個人的器官都有獨特性質，因此不同人的皮膚移植不容易成功。即使如此，皮膚移植在歐洲仍然應用越來越廣泛。

由皮膚移植開啟免疫相容性研究

到了十九世紀，皮膚移植已成為外科醫生最常做的手術。他們不只做自體移植也做異體移植，有的甚至用不同動物皮膚來修補人的皮膚。當時許多人相信移植有效，但卻是信心超越事實，有不少異體移植失敗的例子都被拋諸腦後。到了二十世紀初，醫學家才重新檢討以往的移植成效，發現自體皮膚移植相當成功，但異體皮膚移植都失敗，異體皮膚移植才就此停歇。

一、二十年後，二次世界大戰爆發，戰爭砲火凶猛，許多戰士燒傷嚴重，急需做皮膚移植修補才能挽救生命。由於受傷戰士全身燒傷範圍大，自體皮膚移植行不通，醫生只好極力嘗試用異體皮膚移植補救，但移植的皮膚很快產生排斥。軍方很焦急地向研究者求救，並以研究經費補助找出異體移植的方法。

在二戰期間，一般研究經費相當侷促，因此許多研究者針對軍方需求提出計畫，其中一位名叫彼得・梅達瓦（Peter Medawar）。

梅達瓦由巴西到英國留學，就讀牛津大學，畢業後留在英國中部大學任教。他覺得異體皮膚移植是個有趣也重要的題目，他很想知道器官排斥是先天性或是生出來以後才發生的，並想從中找到解決排斥的妙法。他的計畫被接受，因此有經費設立動物皮膚移植研究模型。他以新生的動物及成熟動物做皮膚移植實驗，結果顯示新生動物的異體皮膚移植不會受排斥，但長大後的動物異體皮膚移植都失敗了。他根據實驗結果提出一個重要理論，認為新生兒時期免疫尚未完全成熟，相容性大，不會排斥異體；長大後免疫系統成熟，已可辨認異體，發動免疫反應產生排斥。這個理論也在後繼者研究中被證實。

他也做了另一系列的研究探討，想知道動物對重複移植如何反應。他先在動物身上做異體皮膚移植，等到皮膚排斥過後，情況穩定下來再用相同異體的皮膚做一次移植。結果發現第二次移植後，排斥反應比第一次快且嚴重。他認為異體移植的免疫反應有記憶性。

梅達瓦的這兩個重大發現並沒有馬上解決軍方對皮膚移植的需求難題，但對免疫學有很大的貢獻，開創了免疫相容性及免疫記憶的觀念，也為後代的器官移植奠定了深厚的根基。

異體排斥受基因控制

在大西洋對岸的美國，喬治・史納爾（George Snell）也在想免疫相容性的問題。史納爾於哈佛大學得到博士學位後，到德州大學任博士後研究員。史納爾的學術專長是遺傳學，他想以小老鼠實驗來了解基因與免疫的關係，所以在德州大學完成博士後訓練，便加入傑克森實驗室（Jackson Laboratory）做小鼠基因研究。傑克森實驗室的小鼠研究聞名世界並走在前端。史納爾就在這種優良的工作環境下從事他有興趣的研究題目。

他選擇器官移植為動物模式探討基因對器官排斥的影響。那時候傑克森實驗室已發展出自交的小鼠（inbred mice）。這一群自交產生的小鼠基因完全相同。他利用自交的小鼠做皮膚移植，移植的皮膚長得很好，沒有排斥現象。但是基因不同的小鼠做皮膚移植時，移植的皮膚很快產生排斥。這表示皮膚移植的排斥與基因有密切關係。他把控制皮膚移植的基因稱為組織相容性基因。他的免疫基因研究及組織相容性對後來的免疫學有很大的影響。

人體白血球抗原與免疫相容性

一九五〇年代，法國血液專家鍾・杜塞特（Jean Dausset）用另一個方法探討免疫相容的指標。他利用輸血技術做白血球相容性的研究。

他由人體取出血液，分離出白血球，將白血球輸入另一個人體內後取出血液，分離出血清，再檢驗血清中是否含有白血球抗體。他重複做了很多的白血球輸血工作，取得許多不同的血清。經過詳細分析，終於將白血球分為不同類型，稱之為人類白血球抗原（human leukocyte，英文縮寫為HLA）。白血球抗原可以說是白血球的血型，白血球抗原相同，輸血後不會產生抗體，也就是「免疫相容」。白血球抗原不同，輸血後便會產生抗體。同卵雙胞胎的基因相同，其白血球抗原就完全一樣。

杜塞特的白血球抗原與史納爾的組織相容基因研究結果不謀而合，證明免疫相容性受基因控制。

史納爾及杜塞特的研究結果很快被應用到骨髓及器官移植上。器官移植的一個瓶頸是找不到吻合的器官捐贈者，史納爾及杜塞特提供了方法，有把握尋找到免疫吻合的器官捐贈者。這個方法就是所謂的ＨＬＡ定型法。

ＨＬＡ涵蓋一大群的基因。平常的ＨＬＡ定型試驗著重於最主要的ＨＬＡ基因。器官捐贈者的主要ＨＬＡ定型吻合，但非主要ＨＬＡ若不吻合，移植時仍有排斥的風險。從梅達瓦的皮膚移植研究到史納爾和杜塞特的免疫相容性研究這一、二十年間，免疫的觀念跨出了一大步，更推動了器官移植，使腎臟移植及骨髓移植邁向成功之路。

克服了腎臟移植的異體排斥

腎臟衰弱會影響全身健康，甚至死亡。腎衰竭患者有不少是年輕人，醫生用盡方法想治癒他們卻不成功。在二十世紀初，有外科醫生嘗試以健康的腎臟來代替衰亡腎臟。最早以動物模型做實驗有過成功的例子，後來應用到人體，先以動物腎臟換掉人的衰亡腎臟，但失敗了。接下來便試著以人的腎臟更換，也失敗得一塌糊塗。當時不少人覺得醫生太瘋狂了，這樣哪可能成功？

梅達瓦教授提出的免疫相容論為從事實驗的外科醫生帶來希望，而史納爾教授發現同卵雙胞胎的免疫相容，更給外科醫生帶來最大的啟示。外科醫生開始思考，如果把同卵雙胞胎其中一人的腎臟捐給另外一人，也許腎臟移植就不會排斥，藉此可治療腎臟衰弱，拯救人命。

一九四五年，機會來了。在美國波士頓哈佛大學附屬的一家醫院，腎臟衰弱治療已建立相當好的基礎。該醫院外科醫生約瑟夫・穆瑞（Jospeh Murray）對腎臟移植有興趣，而且極希望腎臟移植可以救年輕人的生命。有一天，一位嚴重腎衰竭的年輕患者來這家醫院求診，巧的是這位腎臟病人有個同卵雙胞胎弟弟。穆瑞醫生詢問雙生胞弟是否願意捐一個腎臟給哥哥。

拿取腎臟的手術在一九五〇年代仍帶有高度危險性，因此醫生無法保證安全。但這位雙生胞弟愛兄心切，毅然同意。移植手術需一面取腎臟、一面很快將胞弟的健康腎臟移到胞兄的腎臟位置，手術間還要小心翼翼地將血管接好、把腎臟安置好。在那年代這樣的手術風險很高，幸好在穆瑞教授領導下的哈佛外科團隊手中進行得很順利。移植的腎臟不受排斥，而且在短時間內恢復正常功能。病人的氣色變好，健康情況轉好。這是人類歷史上第一次腎臟移植成功案例。這個新聞傳布全球，引起腎臟移植熱潮。穆瑞教授的外科團隊又做了幾例同卵雙生移植都很成功！

絕大部分腎臟病人沒有同卵雙胞手足，無法享受到腎臟移植的成功及喜悅。穆瑞醫生很關心這些年紀輕輕就罹患腎衰竭的病人，積極地想辦法使移植器官不排斥。其中一個關鍵的問題是，如何減低免疫的排斥。

一九六〇年代，藥廠已開始研發抑制免疫的藥物，其中一種是皮質類固醇（Cortisone）。穆瑞教授接洽製藥公司是否有機會試用這種新開發的免疫抑制藥於腎臟移植，結果找到一家公司同意合作。他的團隊取得新藥後先做動物實驗，果然使用新藥後器官排斥減輕。

一九六一年，穆瑞醫生嘗試用這個新的免疫抑制藥來減低腎臟移植排斥。在沒有同卵雙生同胞的情況下，只得找沒有血緣關係的人捐腎臟。向活人要腎臟在當時困難度很高，沒人願意捐，只好尋找剛過世的人。穆瑞得到捐贈的腎臟後移植給病人，然後施用免疫抑制藥。他在一年內做了三個腎臟移植手術，前兩位都是由於免疫抑制藥毒性太高而死亡，第三位的藥物副作用較輕因而存活，屍體腎臟移植算是成功了！這也是世界首例，並奠定了之後的移植基礎。

由屍體取腎臟做移植會成功，歸功於皮質類固醇這個藥物。皮質類固醇是人體內的一種賀爾蒙，一九五〇至六〇年代臨床研究發現，皮質類固醇具消炎作用，而且會抑制免疫反應。腎臟移植最大的難題是異體免疫的排斥，當穆瑞向製藥公司提議以這個新藥來控制異體免疫排斥也只是嘗試，沒有把握成功。但沒想到皮質類固醇具有很強的異體免疫抑制作用。

第一例屍體腎臟移植成功後，穆瑞的團隊信心大增，後來相繼的移植都成功了。短短二十年，腎臟移植廣傳世界的每個角落，救活了不少人。之後又再開發出其他種類的免疫抑制藥，更增加腎臟移植的成功率。這些異體免疫的抑制藥也使移植手術可延伸到心肺移植、肝移植及其他器官移植上，是醫學上的大突破。

骨髓移植的矛盾免疫

人體的骨髓是血液之母，每天造出成億上兆的各種各樣血球，使血液中的血球維持穩定的數量，執行重要的生理功能。一旦骨髓造血失調，血球不足就會萬病叢生。

骨髓內造血依靠的是造血幹細胞。造血幹細胞可說是長生不老，因為它再生能力很強，可分化成所有血球、免疫淋巴球及樹突狀細胞。奇妙的是，在每次分化過程中，一半的細胞仍保留給造血幹細胞，因此用之不盡。

在一九五〇年代，醫生發現一種骨髓功能失調、無法造血的病。這種病十之八九好發於年輕人，有不少是青少年。骨髓不生症是由於造血幹細胞被破壞，因此骨髓無法造血。美國西雅圖一位血液科專家湯瑪士醫生（E.Donnell Thomas）對這群可憐的年輕人充滿同情，想盡治療的辦法，可是當時醫藥沒有一種有效果。他心想骨髓移植可能可以補救病人的造血功能，於是選擇同卵雙生做臨床試驗。

他由同卵雙生同胞取出骨髓，注入患有骨髓不生症的雙生同胞。骨髓移植不久後，本來不造血的骨髓開始造血，而且完全恢復到正常的造血功能。這是全球首次骨髓移植成功例子。在一九六〇年代，這個消息也傳遍全球，與腎臟移植並駕齊驅。

同卵雙生骨髓移植成功率高達百分之九十以上，在短短幾年成為拯救這群不能造血青少年的福音。就如一九六〇年代的腎臟移植實驗，湯姆士醫生也以免疫抑制藥克服了缺乏同卵雙胞的困難，使得骨髓移植可應用於一般病人。這種移植被稱為同種異體骨髓移植，簡稱為異體移植。

一般的免疫指的是人體（宿主）對侵入體內的微生物及毒物的反應，或是對異體器官的排斥。骨髓移植後的矛盾免疫則是移植入骨髓的幹細胞造血後，造出來的免疫細胞對宿主細胞發動免疫排斥。骨髓給這些細胞一個舒適的住處，把這些細胞當作自己人，哪裡會想到這些淋巴球長大成熟後翻臉不認人，將宿主的細胞傷害得一塌糊塗，也破壞了宿主的免疫系統，使宿主無法抵抗微生物感染。由於免疫失調帶給宿主嚴重的發炎反應，這種現象被稱為「移植體反宿主症」，簡稱GVH（Graft vs. Host）。GVH是骨髓移植的最大敵人，至今仍是個棘手的問題。

早期的骨髓移植是取捐贈者骨髓中的細胞打入病患。這些骨髓細胞中含有造血幹細胞，造血幹細胞進入骨髓後找到適當環境就可以繼續造血。由於要取得足夠的造血幹細胞，捐贈者要做數次抽骨髓手術。抽骨髓很痛，每次捐贈者都咬緊牙關，有的人甚至最後忍不住，就放棄捐贈。

之後又發現一種生長素叫G-CSF，可將骨髓中的幹細胞由骨髓釋放入血液。因此，給捐贈者注射G-CSF再抽血，便可由血中分離出足夠的造血幹細胞用來移植。骨髓移植也因此稱為造血幹細胞移植。

造血幹細胞移植廣泛應用於治療血液疾病。本來不能造血的骨髓在幹細胞移植後，造血功能便恢復，因此造福不少病人。

認識自我的免疫容忍

早期的免疫研究是在探討人體免疫系統對微生物的反應，這些研究帶來了抗體及細胞免疫的觀念。後來由器官移植研究了解到人體不只對細菌、病毒及其他入侵微生物發生免疫反應，對同種異體器官移植以及異種器官移植也會發生強烈免疫反應。極大多數研究是為了解對微生物及對異體器官的免疫作用，以及該如何克服免疫反應引起的傷害。

至於免疫系統為何不會攻擊自體細胞（免疫相容），到了二十世紀中期才開始引起研究者的興趣。其實埃爾利希教授在二十世紀剛開始時，便提出免疫系統不會傷害自體的理論，但他沒有提出實驗證據，因此這個理論被遺忘。五十年後，基礎及器官移植的研究才證實這個理論，而免疫相容成為免疫學研究的重要題目。

人體的免疫系統能認得自體，而對自體組織及細胞相容是在新生兒時期才學會的。剛出生時，免疫細胞還在發育中，尚未具備辨認自我和異體的能力。過了一段時間，大約二到四星期後，在胸腺發育出來的T細胞及骨髓發展出來的B細胞才有辨別能力，它們能夠辨認自體而給予容忍，是靠著「主要組織相容複合體」（major histocompatibility complex，簡稱MHC）。

MHC基因存在於脊椎動物的基因組中，人類的MHC有三大群，分別稱為MHC-1、MHC-2及MHC-3。人類的MHC又稱為「人類白血球抗原」（即HLA）。HLA複合體分三大類，其中第二類對免疫相容扮演了重要角色。第二類HLA表現在樹突狀細胞及巨噬細胞上，它們與T細胞或B細胞上受體結合，當作自我信號。細菌或病毒侵入組織，會被巨噬或樹突狀細胞吞噬，其中蛋白質被分解，小段肽會跟HLA融合而呈現在細胞上。和T細胞或B細胞表面受體結合時，發出異體信號，使得免疫T或B細胞活化增生，並根據異物的肽的信號去攻擊外來的細菌或病毒。

很關鍵的是新生兒那段發育期間，人體內的T及B細胞都已經認得所有自體細胞蛋白質或其他抗原，一旦過了這段時期，便不會再認其他自體內的新抗原。這個精密的設計在分子生物學上非常複雜，因為要在短時間內認得那麼多的分子為自我，需要非常迅速的分子處理。這真是自體容忍的奧祕，至今還有不少的問題仍待研究。自體免疫容忍不只是靠出生時免疫細胞在胸腺及骨髓的發育培養，也依靠其他免疫細胞的輔助。在特別的情況下，免疫容忍在成人也會發生，其中以母體懷孕時的狀況最為神奇。

母嬰相容免疫

胎兒在母體子宮內過了九個多月，由母體得到營養並獲得保護，過得相當安穩。事實上，嬰兒能在母胎中平安無事度過九個月，一點都不理所當然，而是奇蹟，是上天給予人類的奇妙設計。站在免疫的觀點，胎兒對母體而言是基因不同的異體。胎兒只有一半基因來自於母親，另一半來自父親，其組織相容性基因與母親不同，因此母親體內的免疫細胞不會將胎兒當作自體細胞，理論上應該會發動攻擊。但實際上，母體的免疫系統並沒有攻擊胎兒。為何母體的免疫能容忍胎兒呢？許多免疫學家想解答這個問題。

這五十年來的研究帶來了一些答案。最早提出的理論是，胎兒並沒有與母體直接接觸，而是以胎盤與母體的循環完全隔開。胎兒經由胎盤攝取母體供給的營養，胎盤就像一塊隔板，將母體的免疫系統與胎兒分開，所以無法偵察到胎兒中的細胞。然而這種說法並不正確，因為母親與胎兒的血液是相通的。

另一種推論是，在母體內的胎兒具有特殊型的HLA，稱為HLA-G（成人的HLA是A及B型）。母體的免疫系統不把HLA-G當作異體，因此不會產生反應。最近的另一個理論是，胎盤細胞會製造小分子化學物，增加控手T細胞。胎兒的控手T細胞會抑制母體免疫反應，因此不會發動攻擊。

母嬰相容已成為免疫的美談，這種精密的設計不只讓母親安心，也讓人類族群得以延續下去。這真是免疫溫馨的一面。

第8章

自體免疫疾病

免疫系統雖然幫助我們抵抗外來入侵，但有時也會判斷失常，發生自身的免疫細胞攻擊傷害體內其他細胞的現象，這種「自體免疫」問題會引發難以根治的疾病，其中最令人聞之色變的，就是系統性紅斑狼瘡與類風溼性關節炎。

「自體免疫」已成為日常用語，但這個詞聽起來卻很矛盾。「免疫」是要應付侵入人體的病菌異物，怎麼會對自體的細胞反目不認？針對這問題，許多醫學專家亟欲得知答案，可惜尚未研究出定論。目前比較清楚的是自體免疫反應引起的疾病越來越猖狂，不只是自體免疫疾病的人數與日俱增，疾病種類也迅速增加，至少有八十種病歸類於自體免疫疾病。美國估計有二千多萬人罹患這類疾病，台灣的患者也不少。自體免疫疾病已成為醫療上的重大疾病群。

自體免疫病是二十世紀才被發現的新病症。十九世紀末期，梅毒盛行，醫生發現有的梅毒病人會有嚴重貧血症。二十世紀初，醫學研究對這一種類貧血病因做了探討，檢查病人血液中是否有破壞紅血球的因子，提出是自體免疫反應引起血球破壞而導致貧血的理論。在那時期，埃爾利希教授提出「免疫不會攻擊自體組織」的學說。由於埃爾利希教授在學術界很有權威，因此自體免疫的理論沒有被接受，甚至被遺忘了。

單一器官自體免疫疾病

一九五〇年代，免疫的知識增進，學術研究開放，加上生理及生化的實驗室技術已有很大的進步，因而重新開啟梅毒貧血症血液的溶紅血球因子研究。研究發現這個溶血因子是一種抗體，而抗體是針對病人紅血球上的P蛋白（鑑定P血型的蛋白）產生的。自體免疫果然是因為人體免疫系統已經不認得自己體內紅血球上的蛋白質而產生了抗體，攻擊自身的紅血球。這種抗體有一個不尋常的特徵，它嗜好在低溫時破壞紅血球。它破壞力很強、很惡劣，在紅血球上戳破一小角，讓紅血球整個破裂。其中血紅素蛋白流到血液中，經過腎臟過濾而排到尿中。本來鮮紅色的血，碰到氧氣後氧化變成黑色，於是患者會有黑色尿液產生。這是自體免疫疾病的首例，醫學上稱之為「突發性冷型尿紅血素蛋白症」，簡稱為PCH。

PCH貧血症在二十世紀初較常見，主要是梅毒病人會有這種貧血症。梅毒被抗生素征服後，PCH已成極罕見病，而且PCH發生在小兒比成人多，主要是由一些小兒病毒感染所引發。

後來也發現了其他類型的自體免疫溶血貧血症，其中較常發生的是針對紅血球上的Rh血型（Rh有三種蛋白質分別叫C、D、E）產生抗體。這種抗體在攝氏三十七度時對Rh蛋白質親和力最高，因此這類自體免疫貧血症稱為暖型自體免疫溶血性貧血（Warm type autoimmune hemolytic anemia，簡稱AIHA）。引起這類貧血的原因很多，譬如淋巴癌、感染、藥物都有可能。有些人的AIHA貧血找不出任何原因。無論成因如何，引起溶血性貧血的抗體都是一樣的。因此，紅血球自體免疫可能是因為本來體內就有製造抗體的自我淋巴球，不受管束，增生後產生大量抗體。至於為何抗體獨具有認得Rh（C、D、E蛋白質）的特性，目前仍不清楚。

AIHA的抗體也會攻擊血小板，因而引發自體免疫性血小板缺少症（Idiopathic thrombocytopenia，簡稱ITP）。由於同一種抗體會攻擊兩種不同細胞，有的研究者認為這些自體免疫抗體產生的是一種交叉反應（cross reactive），並非直接針對紅血球或血小板上的蛋白質。但這種理論仍缺乏明確證據。

自體免疫反應引起的溶血性貧血症，是單獨衝著紅血球上的蛋白質而來，對其他組織沒有免疫反應，屬於單種細胞（也是單一器官組織）的自體免疫症。後來發現單器官自體免疫不只是以紅血球為對象，其他的器官如甲狀腺、肌肉、神經、肝臟、胰臟、腎上腺等等都是免疫攻擊的目標。其中甲狀腺的自體免疫症比較常見，會產生兩種甲狀腺疾病，一種是引起甲狀腺機能亢進，這種病稱為葛瑞夫氏症（Graves disease）；另一類是引起甲狀腺發炎導致甲狀腺功能不足，這種病叫做橋本氏甲狀腺炎（Hashimoto thyroiditis）。許多病的名字以人名稱呼，大部分是在對發現該疾病的醫生致意。其他以人名為病名的自體免疫病還有艾迪生氏症（Addison disease），是一種自體免疫抗體破壞腎臟腺，導致腎上皮素缺乏的疾病。

系統性自體免疫疾病

單一器官的自體免疫疾病，是免疫細胞已不認得該器官細胞上的蛋白質而釋放出抗體攻擊。這些抗體黏上該蛋白質時，會引起細胞反應，讓細胞功能衰竭產生疾病。而全身性的自體免疫疾病更為複雜，抗體及細胞都會加入免疫陣容，且全身性自體免疫疾病的種類仍在增加中。從以下兩種大家較熟知的全身性自體免疫疾病，我們也能學到很多。

系統性紅斑狼瘡

系統性紅斑狼瘡（systemic lupus erythematosis，簡稱SLE或lupus）這個病的名稱指出了皮膚上的病徵，在早期這被認為是一種皮膚病。

西方在十三世紀時便記載了這種病症，描述病人全身皮膚生紅斑，有的呈現皮膚瘡像狼咬過的傷痕。這種像被狼咬過的瘡現代已少見，很可能是十三世紀缺乏皮膚消毒概念及抗生素，當皮膚上的紅斑受到細菌感染，就形成像狼咬過的皮膚瘡。但皮膚斑疹目前仍很常見，這些斑疹常出現在鼻子兩側，對稱排列，形狀像蝴蝶。

二十世紀初，美國強斯霍普金斯大學的歐斯洛（Oslo）教授與奧地利維也納大學的雅達松（Jadasohn）教授細心地將臨床症狀整理出來，才認為這個病不限於皮膚，血液、關節、腎臟、心臟及腦部都會受到牽連而貧血，導致白血球及血小板數量降低、關節炎、心內膜炎、腎臟腎小球腎炎及腦炎。他們把相傳已久的lupus皮膚病在名稱上加上系統化字樣（systemic），英文簡稱SLE，更清楚表明它是全身性的疾病。

系統性紅斑狼瘡的病理及臨床症狀相當複雜，而且每個病人不同，因此病因及發病機制一直不清楚。到了二十世紀中旬，一個偶然的發現才將它引入免疫之門。美國的梅育醫學中心（Mayo clinic）研究者於一九四八年在《梅育期刊》（*Mayo Clinic Proceedings*）發表了一篇文章，描述系統性紅斑狼瘡的病人血液中含有一種不尋常細胞，作者稱之為LE細胞。生化分析顯示LE細胞是免疫細胞吞噬含有細胞核之物質。幾年後，其他實驗室在SLE病人血中測出細胞核抗體。這兩個試驗結果不只對系統性紅斑狼瘡診斷很有用，而且將它帶入自體免疫的圈子。

隨著分子生物學的迅速發展，檢驗血中抗體的技術更為精準，發現抗體針對的是DNA及細胞核內的核醣核蛋白（ribonuclear protein，簡稱RNP）。由於這些抗體是針對自體細胞核中的物質而來，系統性紅斑狼瘡這個充滿神祕色彩的疾病終於被歸類為自體免疫疾病，而且還位居自體免疫疾病的龍頭。

事實上，系統性紅斑狼瘡的免疫並不是典型的自體免疫，因為人體免疫細胞並沒有見過細胞內的成分，所以沒辦法認細胞核及其中物質為自體。正常時，細胞核及其中物質受細胞保護，免疫細胞不會對其產生反應。當細胞破裂，細胞核釋放出來成為自由體在血中循環，免疫細胞認不出這屬於自體，因此發出訊號，引發全面性免疫反應並大量製造抗體。

接下來的問題是，這些針對核酸及其他細胞核物質的抗體如何產生全身性疾病？這些抗體沒有細胞表面上的攻擊對象，攻擊的對象是細胞破裂後的殘餘細胞核。研究的結果相當有趣而新穎，研究者發現，抗體和這些細胞核殘除物結合，形成免疫複合物（immune complex）。免疫複合物會在細胞表面活化免疫補體（complement）引起一連串補體生化反應，最後導致細胞傷害而死亡。

病理學家及免疫學家後來發現系統性紅斑狼瘡病人體內形成的免疫複合物，不是隨便找細胞破壞，而是專門針對血管壁的內皮細胞，並且引起血管壁發炎，血管壁發炎後再引起周遭組織發炎。由於血管分布在身體的所有器官，也就是整個系統，因此引發系統性的發炎疾病。

令人不解的是，不同系統性紅斑狼瘡病人所傷害的器官都不同，也就是說，抗體產生的免疫複合物會攻擊哪裡的血管，因人而異。當免疫複合物沾上腎臟內的球形小血管時，會引起腎小球腎炎，最後導致腎臟功能衰竭。許多系統性紅斑狼瘡病人的腎臟都受到免疫複合物傷害。腦血管也會受攻擊而產生腦中血管發炎，最後腦功能失調。

後來發現免疫複合物引起的疾病不限於系統性紅斑狼瘡，一系列的全身性自體免疫疾病都和免疫複合物有關。

系統性紅斑狼瘡病人體內有細胞核殘餘物是不尋常的，因為人體的吞噬細胞具有很高的清理殘物效率，一旦有細胞受傷，巨噬細胞趕到把破裂、受傷及其存留的殘餘物吞噬清理掉，不允許任何殘留。但最近發現，系統性紅斑狼瘡患者的巨噬細胞清理工作效率不佳，才會留下細胞核及殘餘物質。目前也還不清楚為何巨噬細胞會清理工作失調。

系統性紅斑狼瘡也被認為是一種發炎疾病，它的確因血管發炎牽引組織發炎，而產生發燒、關節炎等病症。皮膚紅斑瘡也是因為發炎而產生的。

系統性紅斑狼瘡的治療方法是要抑制抗體及細胞免疫反應，使用的藥物分為皮質類固醇、免疫抑制劑、細胞毒劑及消炎藥。這些藥物無法根治，不能完全解決病人的痛苦。後續仍待醫學界努力開發出治本的藥物。

類風溼性關節炎

類風溼性關節炎（rheumatoid arthritis，簡稱RA）是一種現代常見疾病，得病者多處關節發炎，呈現紅、腫、熱、痛等症狀，但較傷人的是，它會引起關節變形而失去活動功能。除了關節外，還會傷害到別的器官，因此被認為是系統性（全身性）自體免疫疾病。

類風溼性關節炎到底是自古就有或是近代才發生的病，仍有些爭議。古埃及與希臘時代雖然都有關節炎的記載，但沒有明確敘述。在古代，痛風性關節炎較為普遍，因此有些學者認為埃及與希臘所記載的關節炎，很有可能是痛風或退化性關節炎。古生物學家取得古代病人的骨髓做詳細分析，覺得有的骨髓病變很像類風溼性關節炎，但由於取得的骨髓不完整，仍無法確定。

到了一八〇〇年，醫學上才對類風溼性關節炎有清楚記載；五、六十年後，這種關節炎被命名為類風溼性關節炎。為什麼把這種關節炎稱為「類風溼性」呢？十九世紀中旬，風溼熱盛行。風溼熱是因細菌感染引起，除了發燒及全身感染症狀外，還會有關節炎。由於類風溼性關節炎症狀很像風溼熱關節炎，但病因相異，為了區分，才命名為類風溼性關節炎。抗生素的誕生消除了風溼熱，但類風溼性關節炎反而遺留下來，而且越來越多人罹病！類風溼性關節炎的盛行或許與近代人較長壽有關，因為隨著年齡增加，得病比率更高。但也可能與環境變遷及汙染有關。

研究者一直在尋找類風溼性關節炎的得病機制。當時研究工具不多，只曉得病患的關節有相當高度的發炎反應，但原因不明。一九四〇年末，在病人血液中發現了類風溼因子（rheumatoid factor），才引導研究者朝向免疫之路走去。透過抗體免疫球蛋白生化分析，才發現類風溼因子是一種免疫球蛋白，它也是一種抗體。但抗原是何物？這個研究有了令人驚奇的發現！抗原其實也是血液中的免疫球蛋白。

這到底是怎麼一回事？後來藉由分子生物學及生化學分析將這謎題解開。是因為病患血液的IgG免疫蛋白中叫做Fc的部分有了改變，體內免疫細胞不認它為自體，因此發動B細胞經由漿細胞產生抗體。改變分子的IgG球蛋白本來要承擔抗體的責任，反而被視為是抗原，真是令人難以想像。

後來的研究發現，類風溼性關節炎病人的血液中，還有其他種抗體是針對關節內瓜氨酸化的蛋白質（citrullinated proteins）產生的。這些蛋白質被免疫細胞認為非自體而產生抗體。類風溼性關節炎的確是一種自體免疫疾病，因為這些抗體是針對自體內的蛋白質，它們和抗原結合成免疫複合物，免疫複合物沾到關節內細胞，破壞關節引起嚴重發炎，產生關節局部疼痛。

類風溼性關節炎的治療有一段多采多姿的歷史。古老的治療法以放血為主，放血在十九世紀還很流行。後來醫生們覺得放血沒用，在二十世紀初提出以重金屬治療，有多種重金屬如金、銅、鉍及砷被用於治療類風溼性關節炎。事實上，重金屬不只用於治療類風溼性關節炎，也用於治療各種難症，而且盛行了一段時間。但大部分的重金屬療法經不起歷史考驗就被放棄了。其中一種重金屬療法對類風溼性關節炎是有效的，就是金化合物。金化合物可抑制免疫，因此能減輕發炎。

一九七〇年代後，多種非類固醇消炎藥上市，使用於類風溼性關節炎，這類藥物對止痛很有效，但對慢性發炎的抑止作用不大。而COX-2的抑制藥止痛作用超越其他非類固醇消炎藥，但對心血管的副作用會讓人不敢常用。

免疫複合物引起關節發炎，是經由免疫細胞釋出的發炎因子，其中一個腫瘤壞死因子（TNFα）扮演特別重要的角色。利用這個因子為標的，開發出抑制這個因子的抗體藥劑，對減輕關節發炎果然有效。這種藥劑已經成為治療類風溼性關節炎的新救星。不過要當心的是，這個藥物的副作用之一是較容易引起肺結核。可見人體果然是靠發炎來控制細菌及病毒感染。把發炎抑止下來，細菌或病毒感染就又活躍起來了！

自體免疫疾病的可能理論

免疫系統的本能是滅菌，卻為何會不認自體，對自體加以攻擊？這個問題牽涉到整個免疫系統的發育及調整，因此還沒有一個確定的答案。但研究者提出了一些理論，在此簡要說明如下：

自我反應T細胞的失調

骨髓製造出來T細胞前體（T cell precursor），在胸腺發育成具有免疫功能的T細胞。新生兒時期，胸腺還必須確定發育成長的T細胞會認識自體，凡是不認自體的T細胞先在胸腺被淘汰。最近發現有一小部分不認自體的T細胞存活，進入免疫系統。這些自我反應的T細胞（self-reactive T cells）代代相傳，在成人體內還可以偵察到。但是因為數目少、活性不高，在正常狀況下不會產生明顯自體免疫傷害。

這些自我反應的T細胞之所以會維持低姿態不作亂，是因為受了控手T細胞（Treg cells）的牽扯。有一種理論是控手T細胞失調時，自我反應T細胞不再受控制，就快速增生，加強活力，對自體細胞發生攻擊。這個說法有道理，但無法解釋為何只針對某種細胞如紅血球有反應。紅血球上是否有特殊標誌來吸引這些自我反應T細胞呢？

體內自身蛋白質抗原決定基（epitope）的改變

蛋白質表面呈現一些較突出的部分是免疫細胞（T細胞及B細胞）反應的對象。這些突出部分稱為「抗原決定基」。自體細胞上的蛋白質也具有抗原決定基，但被認為是自體，因此免疫細胞不作反應。但當抗原決定基產生基因突變有了些微改變，免疫細胞就認不得這些抗原蛋白質，因而引發免疫反應。

從生化觀點看這件事，些微的抗原決定基改變並不影響蛋白質的功能，但是從免疫的觀點來看，即使是微小的改變，體內免疫系統已可認出其與自體蛋白質有差異，因此將之視為異體蛋白質，發動免疫反應。類風溼性關節炎的自體免疫反應，便是由於IgG的抗原決定基有微小改變而造成的。

細菌或病毒感染引起的交叉反應

有一些自體免疫疾病可能是免疫細胞對細菌或病毒感染產生的抗體與自體蛋白質有交叉反應（cross reactive）。研究發現，細菌或病毒感染會產生各種各樣的蛋白質，免疫細胞對每種蛋白質都會有反應而產生抗體。有一些細菌或病毒的蛋白質表面決定基和體內蛋白質相似，因此產生的抗體會跟人體蛋白質交叉反應而引起「自體」免疫，導致自體免疫疾病。

藥物引起的交叉反應

有的自體免疫疾病如暖型溶血貧血症和藥物的服用有關。小分子藥物進入血液中和蛋白質結合，引起體內免疫反應。免疫細胞產生的抗體是針對小分子藥物，也就是說小分子藥物與血中蛋白質結合成蛋白質表面新的決定基，所產生的抗體和紅血球上蛋白質交叉反應，因而產生免疫反應。

引起自體免疫疾病的可能因素

有些人免疫系統先天有缺陷，不只無法抵抗細菌或病毒感染，同時容易產生自體免疫疾病，例如普通變異性免疫缺陷症（Common variable immune deficiency，簡稱CVID）就常常同時合併有自體免疫低血小板症、自體免疫甲狀腺病及自體免疫大腸炎。這種關聯的原因還不清楚。有一種說法是免疫缺陷時經常受感染，體內免疫系統太過活化而將自體細胞一起殺傷。

有的自體免疫症是有遺傳性的，也就是說發生在同一家族血統中。系統性紅斑狼瘡便是個例子，流行病學研究發現遺傳在此扮演著重要角色。關於遺傳的基因變化還不清楚，有的研究報告指出這與免疫蛋白基因、T細胞受體基因及主要組織相容性複合體（Major histocompatibility complex，簡稱MHC）基因之變異有關。但這種關係如何引起「不認自我」，目前仍不清楚。

流行病學分析還發現自體免疫疾病百分之二十五左右受遺傳影響，但大部分（百分之七十五左右）和環境因子有關。不少環境因子都可能引起自體免疫，如食物、化學汙染物、藥物、細菌感染等，都被指出會增加自體免疫疾病；甚至氣候變遷、精神焦慮、抽菸等等也都在懷疑名單上。人的腸子裡有許多微生物生活在黏膜壁上，這些微生物的改變也被指出與自體免疫有關。

有的項目如化學汙染物，在動物實驗中顯示具有改變免疫平衡的作用，而且會引起自我免疫反應。流行病學研究指出西方高脂、高鹽的飲食習慣增加了自體免疫的風險，但沒有較明確證據說明上述環境因子會引起人的自體免疫疾病。雖然明確的證據仍需等待大規模追蹤研究，但環境因子無疑是近來免疫疾病增高的驅力。

針對單細胞的自體免疫比較單純，例如針對紅血球表面蛋白質的自體免疫反應，是由於細胞破壞引起生理機能喪失而發病。但較複雜的自體免疫會引起持續性發炎，而發炎是致病的主凶。

紅斑狼瘡、類風溼性關節炎、腸炎等等都會有持續性發炎，甚至引發嚴重疾病。這一類自體免疫反應除了產生大量抗體，也會發動免疫發炎細胞如巨噬細胞作用。這些細胞釋放出大量發炎因子，產生劇烈發炎反應，傷害附近正常組織並引起整個器官功能失調。免疫和發炎疾病常常是分不開的。關於發炎的問題在後續章節還會詳細描述。

◆自體免疫疾病的致病因素

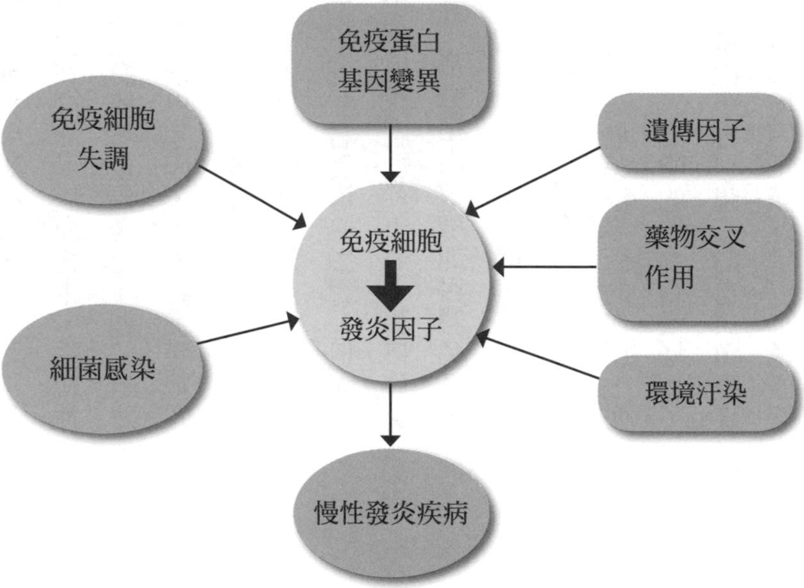

自體免疫疾病治療

雖然自體免疫疾病種類多且複雜，但治療策略相似。因自體免疫的原因及發病機制還未釐清，尚無法根治。

目前的治療方式，第一步是用類固醇（corticosteroid）或細胞毒性藥物（cytotoxic drugs）來減低免疫細胞活力，減少自體抗體的量。還可以用殺B細胞的抗體藥物治療。明顯發炎的自體免疫疾病則需要使用消炎及止痛藥。這些藥物可暫時減輕病人痛苦，但無法解除長期病痛。自體免疫疾病已成為人類主要疾病之一，許多免疫學家及藥物學家都很努力發掘新標的，研發可以治癒自體免疫病的靈藥。比較根本的療法是要除去引發自體免疫的根源，因此最近醫學研究逐漸朝向尋找引起自體免疫的根源。這將會是二十一世紀醫學研究的重點。

第9章

過敏的免疫

過敏的問題自古以來就令人困擾萬分，原來這是免疫反應過度造成對自體的傷害。無論是皮膚發癢、起疹子、鼻炎、氣喘等等問題，都很有可能是免疫系統為了要保護自體所引起的各種過激反應。由此看來，免疫力真的像大家說的越強越好嗎？

人類為了抵抗細菌或病毒等病原體侵犯，發展出一套嚴密的防禦系統，有效殺死入侵的病原體並給免疫細胞留下長期記憶力。當人體又一次遭受同樣病菌侵犯時，這些有「記憶」的免疫細胞趕緊增生，可以快速把病菌圍住並消滅掉。但不知何故，有些人的免疫反應變得很衝動且不分對象，連對一些不會傷害身體的外來物也發生激烈反應，結果傷害到自身。

激動的免疫反應會產生許多不同症狀，輕微的是皮膚發癢、起疹子，嚴重的則會發生呼吸困難，甚至引起休克致死。這就是過敏免疫。

人類的過敏症狀在五千多年前就有記載，而這幾千年來，人類對過敏曾有過一些相當不同的想法及治療上的嘗試。

自古以來就令人困擾的過敏症

過敏症和血友病一樣，都曾經是帝王生的病。五千多年前，埃及的勉內士王被黃蜂刺到，很快引發全身反應便不治死亡，嚇壞御醫及服侍的人。這種狀況因為不尋常，當時人認為勉內士王可能是受到詛咒或被鬼附身。之後，羅馬皇帝克勞迪士（Claudius）的兒子不列顛尼克士（Britannicus）對馬過敏，接觸到馬之後會長皮膚疹且眼皮腫脹，連路都看不清楚。

對現代人而言這可能算小事，只要避開馬，不騎馬也不碰馬就可以了，對生活沒有太大影響，但在羅馬時代無法如此，騎馬對小皇子來說非常重要。一年一度的皇家貴族青年都會參加騎馬遊行，且由皇子領頭，但可憐的不列顛尼克士沒這個福氣，只好讓尼祿代替。尼祿是克勞迪士皇帝的養子，生性好勝殘酷。由於不列顛尼克士對馬過敏，尼祿不只當領隊出了風頭，後來更利用這個機會登上皇位。尼祿的登基改變了羅馬帝國的命運，他最後毀了羅馬帝國。歷史上還有一些與過敏相關的政治陰謀傳說，像是英國皇族經常在爭奪王位，頻繁的鬥爭史上，食物過敏就曾被利用來做為政治武器，清除政敵。

古代西方醫學對過敏充滿了哲學性的思考，被尊稱為醫學之父的希伯克拉提斯（Hippocrates）經由敏銳的觀察力及分析力，對氣喘的症狀曾做出相當清楚的描述。但他認為氣喘是由於體內四要素（血、痰、黑膽汁、黃疸汁）中的痰過盛，使這四大健康要素失去平衡，太多濃痰塞住了呼吸道造成呼吸困難引發氣喘。當時的人聽了這個理論覺得滿有道理，全都相信了，而且代代相傳。兩、三千年後，這個理論還被視為經典，導致歐洲在氣喘的治療上也大幅落後古代的中國。

中國在四千多年前就有氣喘的記載。傳說神農氏曾嘗試很多草藥，其中一種對氣喘有效。這種草藥代代相傳，就是我們熟悉的麻黃。麻黃可治療氣管症狀，也可以化痰。麻黃後來傳到希臘，並由希臘傳至其他文明古國。公元一世紀中旬，羅馬盛行氣喘，據記載，麻黃在當時已普遍施用。

希臘醫學之父希伯克拉提斯所提的健康四要素，經由羅馬時期著名醫師蓋倫（Galen）的鼓吹及宣導，成為中古世紀歐洲醫學主流。自公元五世紀到十五世紀，歐洲文化進入黑暗時期，醫學停留在哲學迷信時期，沒什麼進展。當歐洲社會沉淪於黑暗及迷信時，阿拉伯的醫學、科學、天文、數學，甚至軍事、經濟方面都走入黃金時代。

公元九世紀，阿拉伯世界有位傑出的醫學家，阿拉伯文本名是艾爾・拉齊（El Razi），後來歐洲人將其名字拉丁化為拉捷士（Rhazes）。拉齊是多產作者，寫了超過百本醫學方面的書，其中有篇論文描述春天玫瑰花開時，會引發鼻子的「感冒」，但到了夏天這些問題便全消失，稱之為「玫瑰熱」。在拉齊的著作中，很嚴肅地批評一些有關氣喘的怪論。這一篇很重要的文章受到當時阿拉伯國家的醫學界看重，但沒有傳入歐洲。

六百年後，住在法國的義大利學者連那度・博塔羅（Leonardo Botallo）才對季節性鼻炎做了詳細描述。他也認為這種季節性的打噴嚏、流鼻水及咳嗽症狀是由玫瑰引起的，他稱之為「玫瑰感冒」。玫瑰之所以被認為是引起鼻炎的禍首，是因為它在春天開花，花朵鮮豔受注目。到了十八世紀，英國的醫生才發現乾草會引起季節性的鼻子問題，因此不再叫玫瑰熱，而改稱為乾草熱（hay fever）。那時得了乾草熱的人似乎社會地位較高且相當富有，因此也被稱為「富貴病」。這些早期對過敏的觀察並不正確：其實乾草熱一視同仁，沒有貧富之分，而玫瑰雖然鮮豔，卻不是引起鼻炎的禍首。

乾草所引起的季節性鼻炎相當普遍，雖然不算大病卻擾亂了許多人的日常生活及工作。過敏的病人感到痛苦，這讓醫生相當有壓力，於是醫學界很努力要找出乾草熱的原因及有效療法。

十九世紀中旬，美國一位醫生沫利爾・懷曼（Morrill Wyman）用自身做實驗。他用鼻子吸入豚草（ragweed）花粉，結果得了乾草熱（也稱花粉熱）。這讓他對乾草熱是富人病的想法提出反駁。後來英國的查理・布萊克利（Charles Blackley）極力想證明乾草熱由花粉引起。他研究許多不同種類的植物花粉，證明乾草之所以會引起季節性鼻炎，是因為這些草會釋放花粉到空氣中。還有一位英國醫生約翰・波士托克（John Bostock）自幼受乾草熱困擾，因此很認真做了自我觀察，他發現除了花粉之外，空氣中還有其他物質會引起鼻炎。

氣喘是個古老的過敏症，但引起氣喘的外來因子，卻直到十九世紀才被提及。十九世紀中旬，英國醫生亨利・沙爾特（Henry Salter）注意到，得氣喘的人接觸到貓毛、鳥羽毛，甚至連走過寵物店都會發作。他雖然沒有找出其中引發氣喘的物質，卻首次將氣喘與環境因子拉上關係。

劇烈的全身過敏症

前述埃及勉內士王被黃蜂螫刺而死的事，在醫學史上沉默了很久，可能是因為發生在一國之君身上，被認為實情不單純或許與黃蜂無關。後來也還有些關於黃蜂刺死人的事，還是會把這種不幸歸罪於邪惡詛咒。過了幾千年，二十世紀初一個偶然的機會，這神祕的死亡之謎才被解開。

位於地中海的摩納哥（Monaco）及鄰近的法國都市尼斯（Nice）有美麗的海灘，很多人到這些海灘避暑玩水。海中有不少水母，受水母刺傷的人會產生全身過敏，有人還因此喪命。摩納哥的阿爾帕特王子一世（Prince Albert I）覺得水母致命的消息會大大影響摩納哥的觀光，他想解決這個問題，於是邀請兩位法國醫學家查理・里傑特（Charles Richet）和保羅・波堤葉（Paul Portier）到他的豪華遊艇共度美好時光。在船上，阿爾帕特王子請里傑特及波堤葉幫他想辦法解決水母的問題。這兩位先生回到實驗室取出水母釋放的毒素，想用毒素做疫苗。也就是說，他們想藉由施打小量毒素讓人體（或動物體）產生抗體，以抵抗水母攻擊。

他們先以狗做實驗，打了少量毒素，狗沒有反應。隔了一、兩個星期再打一針，他們期待狗對毒素不會有反應，沒想到結果完全相反。狗在打了第二針後變得呼吸困難，全身衰弱，不到三十分鐘便死亡了。本來疫苗是為了要增加預防力，沒想到水母毒素的疫苗不但沒有預防作用，反而引起更大的問題，甚至造成快速死亡。

里傑特覺得這個現象很不尋常，他稱之為「預防反作用」。他提出一個被認為是經典的理論：因為人體對小量的水母毒素有異常反應，產生小量會傷害身體的物質，在第二次施打毒素時，反應加強，產生的傷害物增加，因此引起劇烈病變引發休克。這個理論與疫苗預防感染症的基本觀念相差不多，但很不同的是，免疫與「預防反作用」產生的物質不同。感染症疫苗注入人體之後，免疫細胞產生抗體毀滅病毒及細菌。水母毒素注入人體後，免疫細胞產生的不是消滅毒素的抗體，而是會引發過敏的物質。

里傑特的水母實驗結果，以及他所提的「預防反作用」引起的休克理論，讓許多過敏免疫學者覺得很有興趣。他們想知道除了水母毒素以外，蜜蜂釋出的毒素是否也會引起「預防反作用」休克。實驗證明被蜜蜂螫刺後，有人會對蜜蜂釋出的毒素產生劇烈反應，引發休克而亡。五千多年前埃及王被黃蜂刺死之謎終於解開，並不是因為邪魔附身，而是過敏體質在作祟。

後來發現許多引起全身劇烈過敏反應的外來物並不限於水母或昆蟲。有些人吃了一些很一般的食物也會全身過敏，其中以海產類如蝦蟹較為常見。最近因吃花生而休克的過敏反應也常上新聞，曾有小孩吃了幾顆花生後，馬上血壓降低，來不及送醫院便因休克而亡。

有些藥物也會引起全身免疫反應，其中以盤尼西林較常見。這類全身過敏反應，醫學上就採用了里傑特提出的名字稱為「預防反作用反應」及「反預防休克」，或稱之為「全身性過敏症」。

過敏是抗體的反應

會對外界物質過敏的人被認為具有過敏體質，過敏體質有家庭遺傳性。有過敏體質的家族，不是每個人都對同樣的物質過敏，有可能父親對海鮮過敏而兒子對牛奶過敏。過敏體質與體內的基因表達有關，但並不清楚是哪些基因在作怪。很有可能是一群與免疫反應相關的基因，因為所有過敏症狀都是免疫反應引起的。

二十世紀初，氣喘、乾草熱和全身性過敏等過敏症就已成為醫生熟悉的疾病，診斷不難。這些病症被認為是不同的病，但有的醫師覺得這些疾病有共同點。維也納的醫學家馮・波格特（Clemens von Piruget）注意到有些人對外來物過敏引發氣喘，同時也產生乾草熱及皮膚疹。他認為氣喘及乾草熱都是由於對外來物過敏產生的。他將這些臨床病症統稱為過敏症。這是觀念上的突破，對後代過敏疾病的了解有很大的影響。

他大膽提出一個新理論：過敏也是一種抗體的反應，而不是體內產生毒物。後來的研究，證明了他的假說是對的。過敏症是由於體內的免疫細胞對外來物反應後，產生一種很特別的抗體，它的化學成份與抗菌的抗體相似，但功能則不相同。

引發過敏的抗體

細菌或病毒入侵人體時，體內B淋巴球轉換成漿細胞，漿細胞製造大量免疫蛋白分泌到細胞外，將病毒圍住後清滅病毒。後來生物分子學研究將會殺菌的免疫蛋白命名為免疫球蛋白G。一九五〇年代，湯瑪士．湯瑪西（Thomas Thomasi）發現人體腸子內產生另一類免疫球蛋白與IgG的結構不同，他將之命名為IgA。胃腸唾液中的IgA是在第一線負責抵抗清除由口而入的病原菌，血液中大量的IgG則負責清除已入侵體內的病菌。

德國的歐圖．普勞士尼（Otto Plausnitz）教授於一九二〇年代以人體試驗證明抗體的原理。他取出過敏者的血液分離出血清，然後把很小量的血清打入自體皮下，果然引發皮膚過敏；但血清加熱後就不會引起過敏反應。他將血清中引起過敏的物質稱為「反應素」。

有些實驗室試著分離反應素中的過敏物質，並沒有成功。到了一九五〇年代發現IgA後，就有學者提到引起過敏的反應素是一種IgA，但實驗結果發現是IgA的可能性不高。一九六〇年代生物化學技術突飛猛進，蛋白質的分離及分析有大幅度進步。在美國丹佛市科羅拉多大學任教的石坂公成（Kimishige Ishizaka）細心地由過敏病人血清中分離出一種新型免疫球蛋白，他將之命名為IgE。後來證實IgE果然是引起過敏的罪魁禍首。

IgE與IgG、IgA都是免疫球蛋白，化學結構相似，但功能迥然不同。IgE不認得病毒或細菌，也沒有能力攻擊它們，但它有其特別的功能。無論身體的過敏是何種症狀，或是對何種外來物質產生反應，IgE都是其中的關鍵主角。很大量的IgE會進入血液中，找到它喜愛的細胞黏上去，促進細胞分泌活性很強的化學物質。

IgE喜愛兩種較少見的細胞，一種是血液中的嗜鹼性顆粒細胞，另一類則是肥大細胞。這些細胞產生的化學物會引起發炎，並使血管擴張。有的化學物會產生極端不舒服的皮膚搔癢症狀，其中一種物質

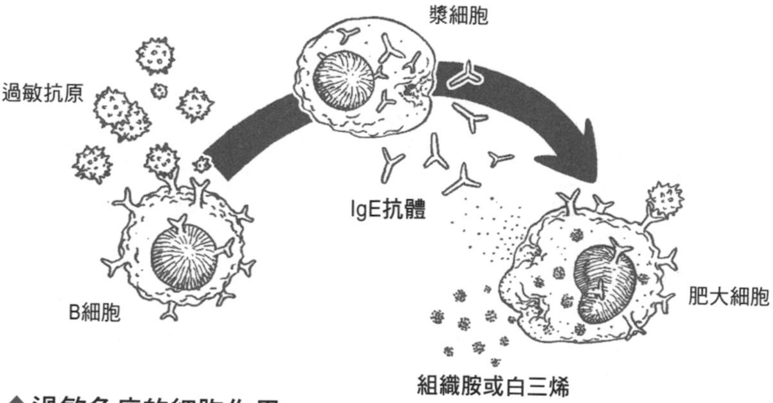

◆**過敏免疫的細胞作用**

過敏物質如花粉活化B細胞，使B細胞分化為漿細胞，漿細胞釋放出的IgE抗體作用於肥大細胞，肥大細胞製造出組織胺、白三烯等過敏因子。

就是組織胺（histamine）。常用的過敏藥中，就含有組織胺抑制藥（或稱抗組織胺，antihistamine）。

令人不解的是，身體為什麼會製造IgE給自體添麻煩？原來IgE的主要目的是保護人體不受寄生蟲傷害。寄生蟲的體積大，IgG及IgA根本派不上用場，免疫系統只好使用IgE及嗜酸性顆粒白血球來應付寄生蟲感染。很有可能的是免疫系統將一些外來物誤認為寄生蟲，因而產生IgE攻擊。

從疾病的觀點來看過敏，會覺得這病症很糟、很煩人，甚至令人心驚膽顫，但若從人類的生存而言，過敏可能並不是壞事，甚至是一種警告的反應。很有可能有的人對水果過敏，不是因為水果本身，而是因為農藥或殺蟲劑，許多蔬果必須灑大量農藥才能順利成熟，不然早被蟲或其他動物吃光。假使有人對農藥過敏，便不會去吃這些灑了大量農藥的水果，身體便避開了農藥的傷害。像是有些人對防腐劑或化學添加物過敏，便不會去吃添加這些物質的食品。對於這些會對化學物過敏的人來說，何嘗不是一件好事？

免疫醫學和人生一樣，任何免疫反應有利必有弊；相反的，有害的免疫反應也有它助益之處。這就是免疫的奇妙！

第10章

戰勝癌症的新免疫療法

癌症令人聞之色變，醫學界為研發有效與全面性的治療方式始終努力不輟。其中，以重振自身免疫系統來對抗狡猾惡性腫瘤的免疫療法，有別於傳統治療方式，被預期能有更好的治癒效果與較少的副作用，無疑將成為未來治療癌症的最新趨勢。

癌細胞是因為基因突變，表現出與正常細胞相異的蛋白質，而被免疫細胞辨識為異體細胞，遭受攻擊。當癌細胞出現時，人體會使用細胞免疫及抗體免疫之交互作用將癌細胞殺除。既然人體擁有強韌的免疫系統去除癌細胞，為何人類的癌症仍越來越猖狂？許多人想知道這問題的答案。我們先從人類癌症的演變講起。

癌症的醫學發展

癌症帶給人類痛苦已經有很長的歷史。從古埃及留下來的木乃伊已經證實

四、五千年前就有骨癌。兩千多年前，希臘醫學大師將癌（惡性腫瘤）取名為καρκίνωμα，其意是「蟹」，因為惡性腫瘤形狀不規則，有的看起來像螃蟹。到了羅馬時代，癌的記載較多，羅馬醫學家用拉丁文cancer稱呼惡性腫瘤，英文也沿用此字。

在古代，癌症不常見，主要原因是致癌的危險因子如環境汙染、不良生活習慣（抽菸、喝酒、嚼檳榔等）與化學物較少，而且壽命比現代人短，人體免疫系統除癌細胞就足以應付且綽綽有餘。工業化以後，癌症與日逐增，無論是汙染、生活緊張、不良生活習慣及飲食，都會增加致癌的機會，可以想像是人體內癌細胞的形成快而多。免疫系統要處理這麼多癌細胞，越來越吃力。有的癌細胞生存力強，會在細胞內表現正常基因來閃開免疫細胞偵察，避開免疫的攻擊。環境的致癌因子越來越普遍，人類致癌率還是隨著時間快速增加，癌症已成為很常見的病，也是人類的一大威脅。人人談癌色變，這對社會、家庭，甚至國家經濟都有了巨大的衝擊。

人類為何會得癌症？兩千年來，醫學家一直在尋找答案，也提出了不少理論。希臘醫學之父希伯克拉提斯在兩千年前提出，癌是由於健康四要素（血、黃疸汁、黑膽汁及痰）失去平衡，黑膽汁過盛而造成的。他的理論廣泛被當代學者接受且延續下去，影響深遠。在羅馬時代更被羅馬名醫蓋倫發揚光大。蓋倫把這個理論編入他的經典作中，一代代傳承下去，直到十三世紀歐洲中古黑暗時期才稍微修改。有人提出體液以血液及淋巴液最重要，而癌是因為充滿了變壞的淋巴液。這個相當抽象的理論在醫學界甚至民間流傳。到了十八世紀，有關癌的新理論才萌芽。

新理論是建立在解剖及病理的基礎上。十八世紀，義大利巴都亞大學的莫嘉尼教授（Giovanni Morgagni）展開人體的病理解剖，增加對器官變化的了解。十九世紀，以顯微鏡檢查器官組織的病變，德國病理大師魯道夫・菲爾紹（Rudolph Virchow）發展出病理及臨床醫學的對證。病理學家累積下來的研究結果顯示，人的腫瘤主要成分是細胞，並非腐壞的淋巴液。建立了細胞論後，癌症才慢慢走向科學化。

癌細胞從何而來？

但是即使到了十九世紀，對腫瘤中癌細胞的來源仍有不少奇怪的理論。德國的病理學家約翰・密勒（Johannes Müller）猜測這些細胞是體內各種不同的組織「發芽」出來的；著名的病理學家菲爾紹（Rudolf Ludwig Karl Virchow）則認為腫瘤中的細胞是由體內其他細胞轉變而來，後來證明這些理論錯誤。到了二十世紀才很確定腫瘤內的癌細胞是由正常細胞轉變而來，譬如說大腸癌細胞是大腸的上皮細胞由於基因突變、型態改變而來，乳癌則是乳房內乳腺細胞轉變而來。

正常細胞轉變為癌細胞是慢性的，經過一段很長的過程。由正常細胞轉變為癌細胞的機制相當複雜。一般而言，要經過幾次的基因突變。這些基因突變造成了惡性的細胞，讓其形狀及細胞表面的蛋白質都有了很大的改變。癌細胞長得快、好動且善於抵擋惡劣環境。最近的研究發現，癌細胞擁有一些特殊能力可教育周圍正常的纖維母細胞、內皮細胞及吞噬細胞，改變其本來護衛身體的功能，轉變為癌成長及轉移的幫手。

引起正常細胞基因突變而轉變成癌細胞的因素很多，其中一個就是讓我們憂心的環境汙染。環境汙染越來越嚴重，罹癌的人也因此增多。越來越多研究報告顯示環境中的汙染物會增加癌症風險。空氣、土壤和汙水中都存在這些汙染物。這些物質大部分是小分子化學物，連空氣中的微粒也會引起癌症。

醫學史上記載過不少環境汙染致癌的事件，其中有兩件明顯證明環境化學物會引起流行性癌症。

第一個事件發生於十八世紀的英國倫敦。倫敦的冬天溼冷多雨，住起來很不舒服且容易生病。為了取暖，家家戶戶屋內建有壁爐，以燒木頭或煤炭取暖，火煙由煙囪排出。倫敦每個房子的煙囪都建得很高，用久之後火煙中的化學廢物沉澱於煙囪內，疊積多了會堵塞火煙排出，因此煙囪需要定期清理。清理工人必須能爬入煙囪，因此都是雇用青少年做煙囪清理工作。

到了十九世紀，清掃煙囪已成為青少年人的固定職業。他們每天要爬進煙囪，拿著長長的煙囪掃把，在煙囪內清掃油煙。在煙囪內，他們都是下半身靠著煙囪，以手拿掃把逐層清掃，因此身體的下部直接接觸到煙囪壁上的塵煙。

久而久之，問題來了。有一部分煙囪工人的陰囊上長了腫瘤。他們看了醫生做了病理檢查後，發現陰囊上的腫瘤居然是癌。陰囊癌原本非常罕見，但在當時的倫敦卻是常見的癌。倫敦市著名的巴索羅穆醫院有一位名叫波特的醫生看了不少患陰囊癌的青少年，最讓他覺得奇怪的是，極大部分得陰囊癌的人都從事清理煙囪的工作。他為了證明陰囊癌與煙囪清理工作有關，做了流行病學調查，發現陰囊癌與掃煙囪果然關係密切。他認為茲事體大，要求倫敦市當局禁止青少年爬入煙囪清除塵煙。經過一番努力，終於說服政府及工會，倫敦市大規模改善清理煙囪工作，並禁止雇用小孩爬進煙囪內清理。

這個禁令起初引起居民一些不便，因為找不到人定期清掃煙囪。後來發明了自動清理機，便解決了問題。自從禁止青少年爬進煙囪做清理工作後，陰囊癌發生率減少很快，不到幾年便絕跡。這也更加證實陰囊癌是由煙囪壁上的汙染化學物所引起。

第二個事件是發生於一百多年後的義大利。義大利的製鞋技術聞名全球。二十世紀初由於經濟蕭條，許多家庭為了生計參與製鞋工作。他們並沒有去製鞋工廠，而是在家裡做鞋，有的家庭甚至全員加入，增加了不少收入，參與做鞋的家庭越來越多。做鞋時需要使用有機化學溶劑，因此製鞋工人經常接觸到這些化學物。後來有些製鞋工人變得容易疲倦，工作無精打采，有些人還臉色蒼白，去看了醫生才曉得得了嚴重的白血病，而且是一種急性的白血病。

急性白血病本來很少見，但在當時的義大利，白血病發生率逐年增加，已成為常見的病。急性白血病的病程進展很快，往往得病幾個月後死亡，給當時許多家庭帶來悲劇與憂慮。流行病學調查結果顯示白血病與製鞋有關，詳細分析了製鞋的危險因子後，發現問題出在化學溶劑。化學溶劑最常用的是甲苯，因此流行病學家及醫生懷疑白血病是甲苯造成的。專家們向政府推薦改善製鞋方法，禁用甲苯有機化學溶劑，避免甲苯的接觸，政府照做後，白血病才劇減。這是首次證明化學物可致癌。

環境、食物中的不少化學物質都被列為有致癌風險。連抽菸也會產生化學物，經由化學物對氣管的傷害，產生肺癌及慢性肺炎。致癌的化學物看似越來越多，事實上只有少數幾種證實會產生癌症。化學物致癌的主要機制是對細胞的DNA產生破壞，引起基因突變。除此之外，化學物也影響免疫細胞的功能，使其對癌細胞的監視及攻擊力減少。

癌症與免疫的關係

癌症與免疫的關係到十九世紀末才受到醫學界的注意，零零星星有個案報告，其中一個是癌症病人得了鏈球菌感染，發高燒痊癒後，癌症竟消失了。這些報告引起一位美國醫生的興趣。威廉．柯立（William Coley）是紐約癌症醫院的骨科醫生，專注於骨癌治療及研究。他讀了這個報告後，做了一件大膽的臨床試驗。他給骨癌病人服用化膿性鏈球菌（Streptococcus pyogenes），結果癌症沒消退，但病人受感染發高燒，幾乎喪命。柯立醫生沒有因此停止臨床試驗，他改用死的鏈球菌給幾位骨癌病人服用，而使用沒活性鏈球菌的骨癌病人，腫瘤居然變小了。這個研究被認為是癌症免疫治療的開端。但由於這個臨床試驗沒有對照組，結論並不可靠，加上其他癌症研究者沒有試驗出同樣的效果，因此這種免疫療法並未被廣泛使用，不久後便被遺忘了。

柯立醫生提出的這個新理論，後來受到免疫學家注意，其中一位是埃爾利希。在二十世紀初，埃爾利希（提倡抗體學說的免疫大師）提出人體內有抗癌的免疫保護機制。後代學者延續埃爾利希教授的學說，提出免疫系統的監視機制。二十世紀中旬，癌細胞免疫監視機制終於有較踏實的證據。當時發現癌細胞表面呈現新的抗原（neo-antigen）是正常細胞所沒有的。免疫細胞會將之視為異體細胞，發動攻擊將其消滅。後來的動物實驗證明，癌細胞注射入小鼠時，的確會產生免疫反應，而將癌細胞滅除。

人體對癌細胞的免疫反應，與對微生物的免疫反應有許多相似之處。細胞免疫及抗體免疫都參與抗癌的工作，但與抗病毒免疫不同的是，對癌細胞的免疫反應中，自然殺手細胞（Natural killer cell，簡稱NK細胞）扮演了重要角色。這類殺手細胞不屬於T淋巴球，也與B淋巴球無關。

NK細胞在半個世紀前已被觀察到，但被認為是普通淋巴細胞，到了一九七〇年代，經由動物實驗以及人體的血球實驗才發現NK細胞不是普通淋巴球，它的形狀與一般淋巴球不同。NK細胞比淋巴細胞大，而且細胞內含有顆粒，也沒有B淋巴球或T淋巴球的標誌，但比淋巴球更具殺癌火力，且比殺手T細胞動作快又活力高。NK細胞殺癌技術高明，一旦察覺到新生癌細胞存在，就會趕到癌細胞現場，黏到癌細胞表面釋放出一種特別的蛋白質，可以在癌細胞表面鑽孔，讓癌細胞無法維持其細胞漿的平衡而死亡。

同時，NK細胞會引起癌細胞的凋亡。癌細胞凋亡後被體內的清掃細胞吞噬而瓦解，不至於留下毒物來傷害附近的正常細胞。NK細胞在血中殺滅癌細胞的效率極高，曾有科學家做實驗評估NK細胞的殺癌力。他們把癌細胞直接注射入動物血管，隔一段時間後發現很少癌細胞存活；即使打了大量癌細胞進入血管，也找不到存活的癌細胞。

NK細胞很勇猛，負責第一線滅癌工作。隨後殺手T細胞才加入滅癌團隊。殺手T細胞與NK細胞的不同之處在於它要先與樹突狀細胞合作，確認異體後才進行殺手工作。樹突狀細胞先吞噬癌細胞，把癌細胞抗原肽的信息傳給殺手T細胞，一旦有了癌細胞的標誌，便能找有標誌的癌細胞殺滅。

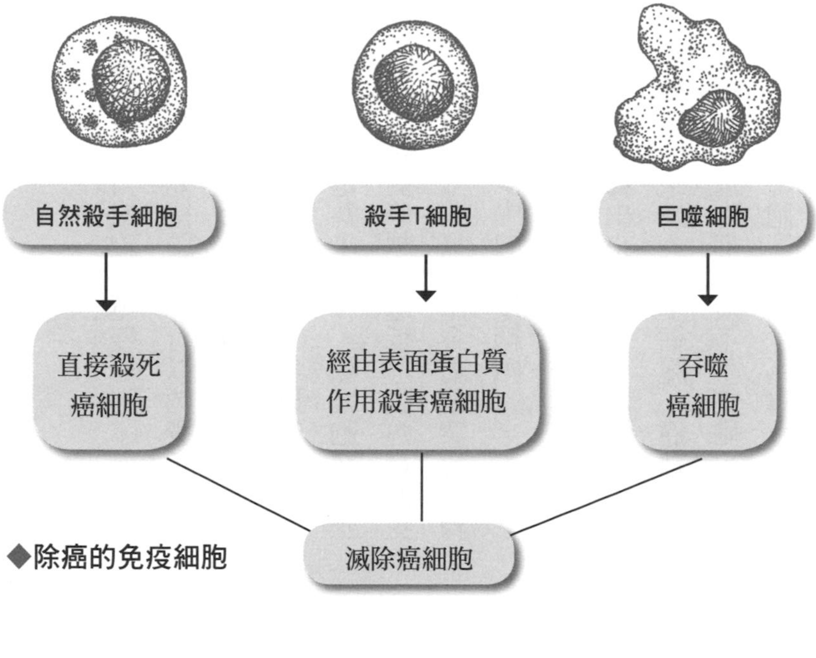

◆除癌的免疫細胞

癌細胞逃脫免疫的技巧

癌細胞剛剛產生時孤單而脆弱，沒法抵擋強有力的殺手免疫細胞。但有些沒被免疫細胞滅除的癌細胞增生到一個相當程度會變得靈敏，可以閃避免疫細胞的偵察及攻擊，並且抑制免疫細胞的功能，甚至弄死免疫細胞。

癌細胞還可以將免疫細胞教育成助癌的細胞。最近一、二十年研究發現，癌細胞用了多種手段來跟免疫細胞作戰，其中一種是為求生存，癌細胞在細胞分裂時發生基本突變，使得表現在癌細胞表面的新抗原越來越低，讓巡邏的免疫細胞偵察不到，誤把癌細胞當作「自我」兄弟。這些癌細胞會繼續突變，釋放出細胞素、生長素及其他因子來改變在腫瘤微環境中的免疫細胞。

進入腫瘤的免疫細胞主要是巨噬細胞及淋巴球。這些免疫細胞的本質是要抗癌、滅癌，但是進入腫瘤的勢力範圍內，癌細胞釋出來的因子會將這兩類細胞轉型，產生反免疫作用。本來進入腫瘤的淋巴細胞是殺手T細胞，癌細胞將其轉成控手T細胞（簡稱Treg細胞）。這些細胞反過來抑止殺手T細胞，使其失去殺癌能力。癌細胞釋放出來的因子會使殺手T細胞產生變化，導致其凋零死亡。癌細胞克服了附近的殺手T細胞後，阻擋其增生及轉移的免疫力大減。癌細胞快速長大為腫瘤，並且迅速轉移到其他器官。

癌細胞同時也釋放出因子，來教育進入腫瘤微環境的單核白血球及巨噬細胞，使其不用免疫吞噬武器攻打癌細胞，反而以發炎反應幫助癌細胞成長及轉移。馴服了巨噬細胞後，癌細胞的增生及轉移更是通暢無阻，對人體造成重大威脅。

癌細胞除了以釋放因子來抑止免疫細胞的功能，還會針對T細胞在細胞表面表現抑止免疫的物質，其中以表現PD-1配體（PD-1 ligand，簡稱PD-L1）為主。T細胞表面PD-1蛋白質是用來滅除癌細胞的，一旦癌細胞表現出PD-L1，這個配體與T細胞上的PD-1產生作用，將其緊緊黏住，使其失去殺癌作用。

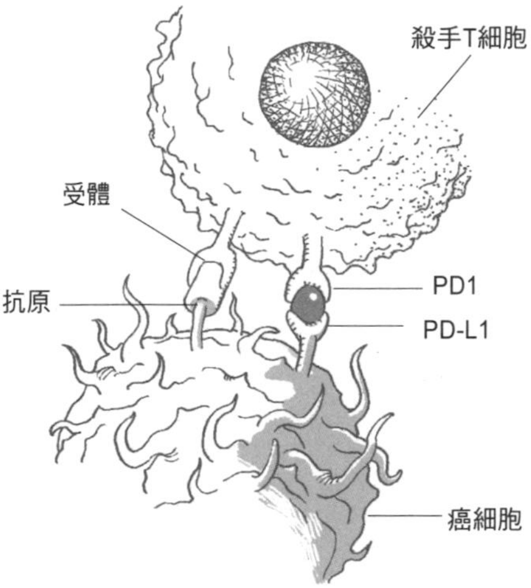

癌細胞利用PD-L1避開殺手T細胞的攻擊。

從上面這些例子可看出癌細胞的生存競爭力超強，而且在對其不利的環境下，以基因突破方式快速演化，讓人體本來殺菌排除異體的超強免疫力失效。目前的發現可能只是冰山一角，其他癌細胞戰勝免疫的手段仍待將來研究。

癌細胞利用發炎助長其成長及轉移

癌細胞長成腫瘤後，有一部分細胞會脫離腫瘤，轉移到別的器官。以肺癌為例，肺癌細胞剛形成時，無法用一般診斷方法偵察到，一旦X光斷層偵察到時，已是近一公分大的腫瘤。長到這麼大的腫瘤，醫師相當關心的是這個在肺部的癌是否已經轉移到別的器官，如肝或腦。近年來統計顯示，癌症百分之九十以上的死亡是由癌轉移而來，因此，癌轉移的機轉及如何控制，成為研究的熱門題目。

癌的轉移需要多方面的合作。首先，腫瘤長到一個程度，其中一些癌細胞轉變成移動性高的細胞，這種轉變是由細胞內在性基因突變而來。這時的癌細胞移動性高，還不足於脫離腫瘤，因為受旁邊細胞沾附著。就在此時，癌利用進入腫瘤微環境的免疫細胞幫忙。

免疫細胞進入腫瘤內產生免疫反應，釋放發炎因子，希望藉由發炎殺傷癌細胞。結果卻相反，癌細胞喜歡熱熱的環境，正好讓它生長得更好、更快且能改變形狀，不再受限於細胞牽制。這些細胞終於可以自由移動到腫瘤外的組織，開始轉移的路程。

最近研究發現，這些細胞為了路上安全，還會成群同行。它們沿路將結締組織融解，到了小血管外，穿透管壁，進入血液，隨血液循環到肝或腦部，沾到內皮細胞，穿過管壁進入肝或腦的組織，變回原來形狀生長成腫瘤。這個行程相當奧妙，目前研究的結果還無法清楚解釋癌細胞如何到達目的地，但有發現隨血液流動的癌細胞還是會遭到血中免疫細胞的攻擊而死亡，因此成群的癌細胞群比較安全。

免疫系統很努力地消除癌細胞，但有時還是讓癌閃躲開免疫細胞的偵察及攻擊，而且越來越有技巧。最近一、二十年來的基礎研究揭開一些癌細胞躲避免疫的技巧，掀開了新的抗癌免疫療法，讓免疫在十九世紀戰勝細菌與病毒感染後，又一次戰勝癌症這個人體的敵人。

新穎有力的免疫療法

若是能了解癌細胞如何躲避免疫的偵察及誘引免疫細胞，就有助於新癌症治療，為免疫治療開拓新路。免疫療法因此得以加入癌症治療之主流。

事實上，免疫療法這觀念比其他主要癌症療法如手術切除、化學療法及放射線療法來得早。十九世紀末，美國研究癌症的外科醫生威廉・柯立便試著以細菌毒素來增加病人免疫，希望藉由免疫力的增強來消滅癌細胞。這種免疫加強療法因缺乏對癌免疫的特別性，成功率不高。二十世紀中，免疫治療研究的主軸是特殊性免疫療法，主要工作是尋找癌細胞表現的特殊抗原，然後以這抗原為標的，開發抗體免疫或細胞免疫的治療方法。研究者在抗體治療方面成果亮眼，例如發現淋巴癌之淋巴細胞上表現一種抗原稱為CD20，然後以CD20為標的開發出「人源化抗體（humanized monoclonal antibodies）」。這種抗體藥劑對淋巴癌治療效果相當好，已廣泛應用在治療上。

二十世紀末到二十一世紀初，癌症免疫療法有革命性的大進展。下面舉幾種例子來看看科學家如何運用智慧、下苦功做了突破性的發現。轉譯醫學家及產業家又如何將基礎研究結果帶入臨床應用，因此開發出新的免疫致癌藥物。

CAR-T細胞療法

針對癌細胞特殊性的細胞免疫療法發展比較緩慢，在二十世紀中下旬使用策略是由癌腫瘤中取出淋巴球，處理後打回原來病人體內。其中有些成功案例，但副作用高，因此沒有廣泛使用。最近則是有了新的發展，結果也比以前的淋巴細胞療法高。

這種新的療法原則上是將T細胞由病人血液中取出，以基因工程處理T細胞，增加其對癌細胞的親和力和攻擊力。其中以CAR-T細胞療法最先進且已進入人體試驗，有些令人興奮的結果。CAR-T的全名是「嵌合抗原受體T細胞（chimeric antigen receptor T cells）」，意思是取病人的T細胞，以基因工程在其中增加免疫的基因，然後把改造後的T細胞輸回同病人血液中。這些改造後的T細胞會認得癌細胞並發動強烈攻擊。

CAR-T免疫細胞療法針對成人急性淋巴球型白血病（ALL），已有初步效果。這種白血病的病情會迅速惡化，死亡率很高，最可怕的是對現有的白血病療法反應不佳，無法達到長期控制或痊癒。然而CAR-T細胞療法的人體試驗結果顯示，有百分之二十到三十的病人治療後，可長期控制白血病的效果，而且根據追蹤統計分析推測已痊癒。

因為CAR-T是針對T細胞做基因改造工程，但正常的免疫細胞也會受到刺激而產生強烈反應，引發嚴重副作用，這是其風險所在。儘管如此，CAR-T細胞療法仍是癌症細胞療法的里程碑，在免疫療法可以說是邁出了一大步。

免疫檢查點抑制療法

這種療法起源於T細胞基礎研究。T細胞中有一類多功能的細胞叫CD4細胞，受外來刺激時會活化、增生而進行各項細胞免疫工作。CD4細胞活化的分子機制複雜。二十世紀末，美國有幾個實驗室探討其活性及調控機制。CD4細胞活化需要表達在樹突狀細胞上B7分子的合作。當時在加州柏克萊大學的詹姆士・亞利生（James Allison）發現了一種叫做CTLA-4的分子，會與B7分子結合而抑止CD4細胞活化。這個基礎研究本來到此就告一段落。但亞利生教授進一步以CTLA-4為抗原製造出抗體，然後測試出這種抗體的功效是抑止癌細胞增生。他的實驗室將CTLA-4之抗體注入癌的動物模型，發現這種抗體會加強動物體內的抗癌能力。這表示癌細胞會利用CTLA-4這個分子來抑止CD4淋巴細胞的活化。動物體內有CTLA-4抗體時，會中和CTLA-4而將CD4細胞釋放，發揮其抗癌活性。

這個基礎研究的產物技術移轉到一家新興的科技公司，終於開發出第一個以免疫分子為對象的抗體藥物，並通過美國食品藥品監督管理局（FDA）的審核，成為新一代癌症免疫藥。因為這種抗體藥是針對淋巴球調控機制，所以稱之為免疫檢查點抑制藥（immune checkpoint inhibitors，簡稱ICI）。

同一時期，另一個基礎研究發現癌細胞利用另一個分子來控制T細胞。T細胞上表現的PD-1是引起細胞凋零死亡的分子。癌細胞很厲害，表達了PD-1的配體PD-L1，利用PD-L1黏住了T細胞上的PD-1，使T細胞無法正常執行滅癌任務。發現了PD-L1後，陳列平院士（現任教於美國耶魯大學）便試看看以PD-L1抗體在動物癌症模型治療癌症，結果抗體有效地減低癌腫瘤成長。最近藥廠已開發出PD-L1及PD-1抗體藥劑，臨床試驗成功，

◆PD-1與PD-L1免疫檢查點抑制劑運作方式

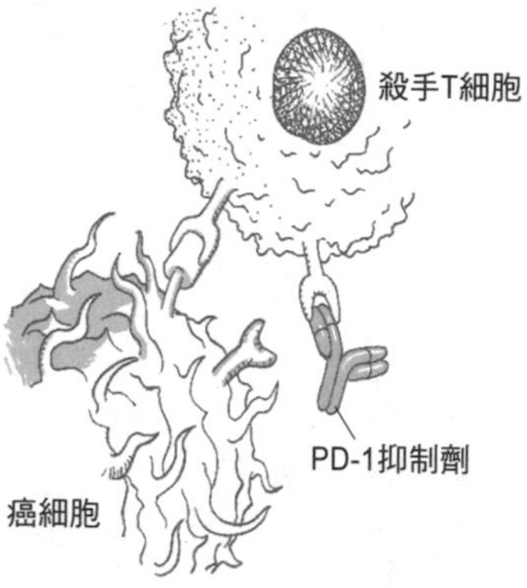

免疫檢查點抑制劑是將PD-1黏住，不讓癌細胞藉PD-L1閃躲殺手T細胞。

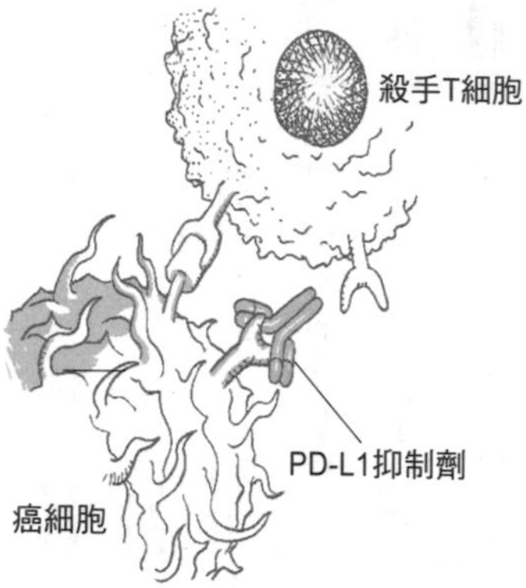

另一種檢查點抑制劑是將癌細胞上的PD-L1黏住，使殺手T細胞可有效殺滅癌細胞。

已獲得美國食品藥品監督管理局許可，應用在多種癌症治療上。

病人使用這兩大類新的免疫製劑一旦有好的反應，其效果持久，而且能夠痊癒（cure）。在癌症治療中，一般認為能夠到達長期無癌（long term remission）的程度已經相當令人滿意了，能夠痊癒則是奇蹟，因此這類藥劑也被認為是治療奇蹟藥。

由於藥物開發費用很高，以這類藥物治療起來花費極昂貴，希望未來價格可以隨著更多的藥物開發而降低，讓更多人能享受到這種奇蹟藥的福祉！

這兩種免疫藥不是對每位癌症病人都有效，事實上大約僅三分之一的病人合用，原因還並不清楚。有一種可能是癌細胞用來控制T細胞的分子不限於CTLA-4及PD-L1，其他的可能分子仍待發現。

至於同時使用這兩類藥的效果是否會增加？臨床人體試驗已在探討這個問題，希望不久後能有答案。

治癌疫苗

傳統疫苗是用來預防危害人類的細菌或病毒感染。自從金納的牛痘疫苗成功後，許多細菌或病毒引起的瘟疫或大傳染都在疫苗的威力下消滅。這種傳統疫苗也應用在預防癌症上，而且有相當的成果。

有兩個成功的癌症疫苗都是針對致癌的病毒，第一個成功的案例是台灣醫界努力的成果。在一九七〇到八〇年代，台灣的肝病研究者發現B型肝炎病毒有致癌的能力，於是提出B型肝炎病毒疫苗來預防肝癌。也因大部分B型肝炎病毒是由母親傳給嬰兒，所以進行了大規模新生兒B型肝炎毒疫苗接種。長期追蹤結果顯示，接受疫苗的嬰兒成年後得肝癌的機會比沒接受疫苗的減少許多。現在B型肝炎疫苗已在全球實施，台灣醫界的貢獻鉅大，許多肝炎專家參與這類工作，其中以台大醫學院宋瑞樓、陳定信及張美惠三位中央研究院院士為主推者，貢獻遍及全球。

一、二十年之後，德國的醫師及生醫研究者發現了人類乳突病毒（human papilloma virus）會引起子宮頸癌，於是開發出這種病毒的疫苗。臨床試驗結果顯示，女性接受疫苗後得子宮頸癌之機率大減。這類癌症疫苗被稱為預防疫苗，其作用原理和感染症疫苗相似，是以疫苗先減除病毒而減低病毒引起的人類疾病。

半世紀前，癌症研究者思考開發直接治療癌症的疫苗，也就是藉著疫苗帶動的人體免疫活力來滅除癌細胞。這條路比預防疫苗艱難得多，主要原因是癌細胞對付人體免疫的手段比細菌或病毒高明。另一個原因是癌細胞與正常細胞有許多相似之處，因此發展治療疫苗的難度比發展預防疫苗難度高。

疫苗的一個最重要的要件是找到癌細胞的標的。這個標的或記號最好是只表現在癌細胞上，而不表現於正常細胞。因為這種標的被免疫細胞視為異體，能讓免疫系統展開整體性攻擊。

這個理論是這五十年來治癌疫苗的根據，依這個原理開發出各種各樣的疫苗。有的是以全癌細胞做苗種，有的是分離出癌細胞上的特殊蛋白質，將這種蛋白質當苗種施打在病人身上；更進一步是將分離出之蛋白質打碎成小片的肽（peptide），然後選擇出免疫力較強的肽做苗種。最近更新穎的苗種是DNA，DNA打入人體後會表達癌細胞特有的蛋白質，藉此引發攻癌免疫反應。以細胞、蛋白質、肽或DNA為癌症疫苗，都經過大規模的人體試驗，但治癌效果並不理想。癌症研究者並沒有放棄這種療法，仍努力以創新方法做出有效的疫苗。

既然直接以癌細胞表現的特殊抗原為苗種還無法達到治療效果，癌症研究者又想到另一種策略，就是取出癌症病人血液中的免疫細胞，以此為疫苗苗種。這些免疫細胞認得癌細胞，但活力不足，無法滅除癌細胞。若是在病人的免疫細胞上加工，讓免疫細胞（巨噬細胞及樹突狀細胞）將特殊蛋白質吞噬處理，然後把經由生化改造後的免疫細胞注射入原病人體內，引起較強烈的免疫反應，能更有效力攻擊癌細胞。經過多年的基礎研究，終於開發出一個治療前列腺癌有效的疫苗。這個疫苗臨床試驗成功後，已得到FDA許可，成為臨床上首次用來治癌的疫苗。

其他新的想法是加強腫瘤中的殺手淋巴球及自然殺手細胞的活力，讓充滿活力的免疫細胞進行滅癌工作。最近史坦福大學癌症研究者將基因改造過的物質打入小鼠的腫瘤中，結果好得驚人。腫瘤中的癌細胞被滅除，腫瘤消失。這個消息傳遍美國，專家們希望後續人體試驗結果能像小鼠實驗一樣。

免疫療法日新月異，對癌症研究者是值得興奮的挑戰，對病人而言則是值得期待的福音。這一百年來，癌症及免疫基礎研究終於結出甜蜜的果子讓人享用，相信未來將會看到更輝煌的滅癌免疫治療成果。

消炎藥預防與癌症治療

免疫細胞發動的發炎反應，在癌生長及轉移上扮演重要的角色，其中一種引起發炎的酶叫環氧合酶（cyclooxygenase-2，簡稱COX-2），與癌細胞轉移有密切關係。最近一、二十年來，學界一直在研究消炎藥及特殊COX-2抑制藥對癌症是否有療效。由細胞及動物實驗的結果看來，COX-2抑制藥的確可以減低癌的成長。有一些消炎藥如阿司匹林及非類固醇消炎藥

（NSAID）也能減少動物腫瘤的生長。人體試驗的結果也是如此。

最近大規模臨床數字分析更顯示出阿司匹林的效力。經常服用低劑量阿司匹林能減低大腸癌、乳癌等癌症，並且減低癌症引起的死亡。低劑量阿司匹林的副作用少，而且價錢便宜，每天吃一小顆就可以減少癌的增生，真是何等奇妙！阿司匹林具有抑止發炎的功能，很有可能是阿司匹林會減低癌腫瘤中的發炎，使癌細胞長得慢且失去移動的自由。但其中詳細機制仍待研究了解。

近年來許多新的免疫療法也包含了消炎療法的成功，癌症治療帶來新氣象及新希望。這是一般追求基礎知識的研究所意想不到的發現，也明顯看出新知識的力量！

第三部

發炎與健康免疫

許多疾病會引起發炎反應，讓身體感到疼痛難受。
但你知道嗎？發炎其實不是病，
而是免疫系統殺菌除毒的方式，是維持健康的重要功能！
免疫系統運作與發炎反應之間關係密切，
如何維持免疫的平衡與適量的發炎，才是健康的關鍵。
一起進入免疫保健的未來醫療新概念。

第11章

發炎是免疫的利器

發炎引起的疾病常讓人感到擔心，但如果了解發炎的由來與成因，將會更明白體內免疫系統為了維持我們的健康，做了多少的努力。其實，發炎反應是免疫系統為了消滅外來感染物的必殺技之一，究竟免疫細胞是如何利用發炎來抗敵呢？

對發炎的最初認識

許多疾病是由發炎引起的，像是關節炎、肺炎、膀胱炎、肝炎、腦炎都是我們常聽到的發炎疾病，簡稱為炎症。在西方的醫學史上，首先記載發炎的是被尊稱為西方醫學之父的希伯克拉提斯。他將受傷後紅腫發膿的皮膚稱為發炎。那世代的醫學受到宗教、哲學及民間迷信的影響很大，即使醫學之父也沒辦法擺脫這種影響。他認為發炎是由於生命要素的不平衡所產生。

四百年後，羅馬帝國的學者凱爾薩斯（Aulus Cornelius Celsus）進一步將發炎定義為紅、腫、熱、痛四大症狀。凱爾薩斯是一位奇才，撰寫了一部包羅萬象的百科全書，其中的八章被認為是醫學百科。他的醫學百科對之後西方醫學的發展有巨大影響。他在書中將人的病痛做系統性的分類，這些分類有助於疾病的辨認，也就是我們現代人講的「診斷」。在他的書中對發炎做了相當詳細的描述，他把紅、腫、熱、痛納入診斷時的主要症狀。這四種症狀成為醫學上的經典，一直流傳到今日。至於為何發炎時會有紅、腫、熱、痛的症狀，當時並不清楚，一直到了十八世紀才開始露出曙光。

這一切都要感謝顯微鏡。在顯微鏡的光照下觀察發炎組織，很容易看到充滿紅血球的擴張小血管在血管外側呈現水腫。水腫的形成是由於水分自小血管滲透到血管外的組織。血管擴張產生熱，呈現紅色並引起水腫，解釋了紅、腫、熱、痛的症狀來由。病理學家在顯微鏡下觀察到發炎並不限於皮膚，內臟也會，其中以肺炎最明顯。肺炎的組織內也充滿了擴張的血管及明顯水腫，而腸炎、膀胱炎等在顯微鏡下的病理也一樣，因此奠定了發炎的一般病理。

中國自古也有發炎記載，特別是治療發炎的藥草有豐富的收藏。到了十八世紀，對發炎疾病做了詳細辨認及記錄，消炎的藥方也獲得系統化的分類。這些藥典已成為研究消炎新藥物的寶藏。

人類一直認為發炎是給人帶來痛苦的病，沒想到，到了二十世紀中旬才發現發炎的本質是在保護人體，是人類生存的基本生理現象。因為人體是用發炎來殺病菌、病毒及其他微生物，當發炎反應失調或過火時，才會引發疾病。

早在十八世紀，就有歐洲醫學專家提出發炎是一種抗菌的生理反應，這個理論並沒有被廣泛接受，因為具有權威的德國病理學家反對這種理論。當時有些德國病理學家頗具影響力，一旦他們提出反對，新的理論很少被接受。發炎是為身體滅菌的理論雖然新穎而且正確，當時也同樣被壓制然後遺忘。這些病理學家會反對，是因為在顯微鏡下觀察到的發炎變化都呈現出疾病的狀態。

白血球是感染發炎的推手

隨著血液循環的五種白血球中，四種是與病原體戰鬥的第一線免疫細胞，同時也是控制細菌病毒感染的發炎細胞。這些白血球就像巡邏部隊在血中循環，具敏感的偵察力與迅速的機動力，一旦偵察到體內組織受感染，白血球會黏上管壁的內皮細胞，在細胞上翻轉幾圈，穿過血管進入組織，並快速轉動趕到感染現場進行戰鬥工作。

很奇妙的，白血球對微生物感染是有選擇性的。細菌感染時，嗜中性顆粒白血球快速衝到感染現場，其他顆粒白血球則平靜地在血液中。病毒感染時，單核白血球衝第一線，其他白血球按兵不動。寄生蟲感染時，嗜酸性顆粒白血球是主要的發炎細胞。不同種類的白血球有不同的特殊功能，引起發炎的方式及機制也有差異。但是有一個共通之處，不同種類的白血球抵達感染現場都藉著釋放的發炎因子引起發炎反應，藉由發炎來控制感染。

感染人體的微生物種類很多，略分為五大類：細菌、病毒、黴菌、寄生蟲和原生生物。接著就各別的發炎反應描述如下。

細菌感染

人類與細菌共存了很長的時間，但早期人類並不知道其存在，到了十七世紀有顯微鏡後，才首次觀察到細菌。最早在顯微鏡下看到細菌的是安東‧盧文霍克（Anton Leewovenhoak）。盧文霍克是一位業餘科學家，他的正業是布簾商人。十七世紀的荷蘭紡織業興旺，盧文霍克的家族紡織生意已有很長的歷史。盧文霍克年輕時先在一家很有規模的紡織公司當學徒，準備接管家業，他因此有機會學習以顯微鏡（事實上是放大鏡）鑑定布的紋路。

他對當時的顯微鏡產生很大的興趣，但覺得不滿意，認為還可以改良並增加放大倍數。他花了工夫自己製造鏡頭，結果發明出新的顯微鏡，比當時使用的放大了百倍以上。他不只把新的顯微鏡用在商業方面，也用來觀察生物，還將顯微鏡下觀察到的昆蟲畫出來。他的業餘研究工作頗受學界肯定，但是他最重要的發現是首次在顯微鏡下看到了細菌。他把這個新發現寫成論文投到皇家學院期刊，主編讀了報告並不相信他是看到新的微小生物，但也沒有馬上拒絕他的論文。主編做了很明智的決定，他請科學家及公正牧師由英國去荷蘭實地訪察，確定盧文霍克的發現。這些人在顯微鏡下果然看到了微小生物，認同盧文霍克的報告，於是這篇文章被刊登在當時最具權威的倫敦皇家學院期刊上。

當時的人並不清楚盧文霍克在顯微鏡下看到的微生物與人類的健康與生活有什麼關係。到了十八世紀，路易・巴斯德才發現這些微生物會破壞牛奶與葡萄酒的品質。到了十九世紀，德國的醫學家羅伯・柯霍證明環境中的細菌會入侵人體，引發嚴重疾病。他發現結核桿菌會引起人類的肺結核病，並以此為例提出一套判斷細菌引起疾病的原則，在醫學上稱為「柯霍法則」（Koch Postulate），到今日仍然很有用。

細菌生存能力強，主要是因為發展出對繁殖有益的技巧。極大部分細菌在人體外繁殖得很好，不會侵害人體；一小部分細菌進入人體引起感染。這些細菌是經由基因突變具備了一些入侵人體的因子，而這些突變出來的因子使細菌可以黏附在人體呼吸道及腸細胞上，並侵入組織內。很奇怪的是，有的細菌喜歡呼吸道的環境，專門選擇氣管上皮細胞做入侵感染的對象而引發肺炎；有的細菌則喜歡入侵尿道細胞，感染後引起膀胱炎；有的則專注於大腸或皮膚。不同病原菌有其特別嗜好，其理由並不清楚，可能是在基因突變的過程中產生對不同管道的特殊性因子。

無論細菌由哪個管道侵入人體，體內的免疫反應是大同小異。在十九世紀末、二十世紀初，保羅・埃爾利希便提出抗體論。後來證實體內B淋巴球到細菌入侵場地時會轉變為漿細胞，釋放出大量抗體。這些抗體會直接殺菌，有的將細菌凝聚在一起集體殺傷，有的將細菌沉澱使其失去破壞人體組織活力。

二十世紀初，梅林可夫在顯微鏡下觀察到白血球會吞噬細菌，後來證實是嗜中性顆粒白血球和巨噬細胞。到了二十世紀後期，免疫學家發現樹突狀細胞與淋巴細胞在密切合作下，很精密地辨認病菌並將其殺死。但是有的病原菌變得很凶猛，並不屈服於人類的免疫系統，在人體內持續不斷地破壞細胞並引起發炎，像是肺炎及肺結核菌便曾經殺死無數的人。到了二次大戰後，有了盤尼西林及鏈黴素才將肺炎菌及結核桿菌消滅。使用抗生素等於是救援免疫系統，可以雙管齊下把細菌滅除。

病原菌的適應力高，基因突變能力強，面臨抗生素的威脅，細菌的基因改變，產生會消除抗生素的物質。抗生素濫用時，各種類的細菌基因突變發生率高，才會造成所謂的「超級細菌」。超級細菌已經不怕任何抗生素，也不屈服於免疫系統，一旦侵入人體就可以橫行霸道，隨意殺傷，導致死亡。目前超級細菌的情形還不普及，但若不停止抗生素濫用，這些超級細菌會成為人類生存的大威脅。

超級細菌感染後會在人體引發與一般病菌類似的免疫發炎反應，但免疫發炎火力不足，無法將其滅除，連抗生素也無能為力，因為被細菌所釋放的物質中和掉。但免疫系統不會放棄，持久以發炎為武器和這些超級細菌作戰，結果打不死細菌卻傷到身體的細胞及器官，引起器官功能衰竭導致死亡。或許二十一世紀的醫學研究最迫切的主題之一，就是研發出新型可滅超級細菌的抗生素。

病毒感染

病毒比細菌更小，在一般顯微鏡下看不到，必須用電子顯微鏡才能看出病毒的模樣。病毒存在地球上已有很長的歷史，但人類並不知道病毒的存在。金納成功發展出預防天花的疫苗，卻不知道天花是病毒引起的疾病。

病毒的發現可以說是偶然的，但也因此顯示出發現者的敏銳眼光及思考。十九世紀末，醫學家想盡辦法要排除細菌。法國的查爾斯・章伯倫（Charles Chamberland）發明一種可以除掉細菌的過濾器。當時菸草植物病傳播很廣，被認為是細菌引起的。俄國的德未翠・埃凡諾夫斯基（Dmitry Ivanovsky）試著用章伯倫發明的過濾器要濾除菸草植物病的病菌，但沒有效果。六年後，荷蘭的馬丁納斯・北久林克（Martinus Beijerinck）發現過濾後的液體仍然存在會感染菸草植物的病原，他把這個病原命名為病毒（virus），他認為病毒是一種液態的東西。一九〇〇年，三位美國科學家提出「病毒是微粒」的假說，但無法提出明確證據。到了一九三〇年代有了電子顯微鏡後，才在電子顯微鏡中看到了病毒。後來分子生物技術進步，更證明病毒是含核酸DNA或RNA的微粒。

病毒種類繁多，大部分不會感染人，但小部分病毒會入侵人體。有的病毒直接由呼吸道侵入人體上呼吸道及肺部呼吸道，感冒及流行性感冒病毒就屬於這類。有的病毒藉由人的血液感染，B型及C型肝炎是最熟悉的例子，病毒進入血液後，入侵肝臟細胞引起發炎反應。有的病毒會藉由蚊子傳染給人，登革熱為一例。引起愛滋病的免疫缺乏HIV病毒則是藉由性交而傳染。

病毒感染的威力大，傳染效率高，經常引起人類大流行。在病毒感染史上，天花的記錄很早且較為詳細。天花在病毒史上給人類留下的傷害可說是最嚴重的。估計一萬多年前人類開始形成部落時，就有天花的流行，由埃及散布到印度，然後到地球的每個角落。在人口密集的城市，大流行一發生便有成千上萬人死亡，有更多人臉上留下深刻的疤痕，一生受辱。金納醫生發展出牛痘疫苗後，才有效控制了天花疫情。

病毒經常會很神祕地出現，一現身便一鳴驚人嚇壞人類。十九世紀末到二十世紀初，非洲及中南美洲流行一種皮膚呈黃色的熱症，死亡率很高，很奇怪的是這種黃熱症與入港船員特別有關聯。美國的感染病權威研究機構洛克斐勒研究院的研究人員到中南美洲研究這種熱病，認為起因是螺旋菌，於是積極開發出螺旋菌疫苗，但結果並不理想。後來研究人員也去非洲研究這種熱病，主要是想知道非洲及中南美洲的黃熱病是否為同一種。很不幸的，有三位洛克斐勒研究院的感染專家都得了黃熱病而逝世。到了一九三〇年代才知道黃熱病是由病毒引起的。

有個很大的疑問是：病毒如何在人群中傳染？為何與入港船員有關？原來，病毒是經由一種特殊的蚊子為媒介傳染給人，然後再經船員渡過大海從南美洲傳到非洲。蚊子叮咬人的時候將病毒注入人的血液，最終到達肝臟，引起肝嚴重發炎並破壞肝細胞，導致全身黃疸，同時也會發燒，因此稱為黃熱病。受感染的人大部分會因肝功能衰竭而死亡。

黃熱病流行了幾年，殺死了許多人，當時無藥可醫，再說要滅除蚊子又談何容易，唯一的生路是疫苗。疫苗的先決條件是要分離出病毒，然後將病毒去活性當作苗種。馬克斯・泰爾勒（Max Theiler）在紐約洛克斐勒研究院實驗室從事黃熱病病毒研究，他一生專注於黃熱症病毒純化，希望能以純化的黃熱病毒作為苗種，後來成功地分離出病毒。但病毒不能馬上用來做疫苗接種，要先減低活性。但他發現減低病毒活性相當困難，花了很長的時間才開發出低活性疫苗。之後大量疫苗施打後，終於克服了黃熱病。

二十世紀下旬另一種神祕的病毒侵入西方國家，引起社會不安。這種病毒會將體內免疫細胞破壞，降低抵抗力，讓人因嚴重感染而死亡。這種病毒就是引起愛滋病的免疫缺陷病毒（HIV）。愛滋病之可怕是在於病毒將CD4淋巴細胞幾乎全部毀掉，人體失去了最重要的免疫火力，無法以發炎當武器困殺細菌或病毒，因此很容易受到感染而死亡。愛滋病目前已有藥物可有效控制病毒，減低嚴重性，但仍無法除掉這個病。病毒專家努力試做疫苗，但仍沒有效果，其中一個原因是HIV病毒太會閃躲，讓注入的疫苗找不到病毒。

二十一世紀又出現了伊波拉病毒大流行，主要發生地區是西非。這個病毒侵入人體後引起很嚴重的病，許多得病的人在短時間內死亡。伊波拉病毒入侵人體後會侵入並破壞血液中的白血球，破壞血管壁的內皮細胞，引起免疫缺陷、發炎及出血症。目前已開發出幾種疫苗，期待將來可以將此疾病滅除。

病毒入侵人體時，免疫系統也會用各種方式來滅除病毒，其中發炎反應是主要的武器。然而，免疫發炎其實很難滅除病毒，因為病毒入侵後便進入人體細胞內，利用細胞已有的核酸複製機制進行繁殖，在細胞內迅速地增生。免疫系統發出發炎信號，殺不了細胞內的病毒，反而傷到體內細胞。能夠有效滅細菌感染的各種抗生素對病毒也沒有用，能夠控制病毒感染的藥物不多，而且效力也不像抗生素那麼高。

能夠幫忙體內免疫系統清除病毒感染的是疫苗。疫苗是以人為的方式加強體內本來已有的免疫系統。將去活性病毒注射入人體，讓免疫系統活躍起來，認識病毒上的異體蛋白質，一旦真的感染病毒，免疫細胞已經準備好，而且馬上增生，發炎火力大增，在病毒沒進入細胞前就可以將其滅除。許多危害人類的病毒大感染已經被疫苗的免疫力克服了。

寄生蟲感染

有的寄生蟲相當大，肉眼就可看見，蛔蟲就是一個例子。這些寄生蟲寄生在腸內，也會穿過腸壁進入肝臟。人體的免疫系統用來對付這些大型寄生蟲的發炎武器，與對付微小細菌或病毒不一樣，趕赴寄生蟲現場的白血球並不是嗜中性顆粒白血球，而是嗜酸性顆粒白血球。

嗜酸性顆粒白血球是血液中的少數族群，一旦寄生蟲進入體內，骨髓會加速製造嗜酸性白血球，這些少數族群細胞會在幾天內大增，進入血液中，而且迅速地由血液趕到寄生蟲附近，將其包圍住。嗜酸性顆粒白血球釋放出特別的酶、小分子化學物及細胞素，製造發炎的環境，防止寄生蟲亂來。這類型的發炎與過敏症發炎相似，因此有人稱之為過敏性發炎。過敏性發炎是相當厲害的武器，但減除寄生蟲沒那麼有效。即使到醫學快速發展的二十一世紀，寄生蟲感染在衛生習慣及設備較落後的地區仍是很大的威脅。

原生生物感染

原生生物是最原始的單細胞微生物，種類繁多，會感染人類產生嚴重疾病的也有幾種，如瘧疾及變形蟲感染。

變形蟲是一種活動力高而且具變形能力的單細胞生物，感染人體時，會特別引起嗜中性顆粒白血球的注意，大量趕來投入戰鬥。許多嗜中性顆粒白血球犧牲自我，累積起來形成了膿化物，在肝內發膿，把變形蟲圍住。變形蟲是由人的口腔進入體內，在腸子停留時會引起腸子發炎，主要也是嗜中性顆粒白血球引起的反應。人體的免疫系統並不能很有效地清除變形蟲，因此當變形蟲到達肝臟後，會破壞肝細胞，引發肝功能失調。

瘧疾原蟲是透過蚊子叮咬進入人體，在人體內長大。成長的瘧疾原蟲進入血液，看到紅血球會黏上去而進入血球內，在紅血球內繼續成長。它特定尋找紅血球這招很高明。一旦進入紅血球，人體免疫系統就偵察不到，因此不會發動攻擊，看不到發炎反應，但是紅血球就被糟蹋了。

瘧疾原蟲在紅血球裡長大後就開始破壞紅血球。若原蟲很多，大量紅血球會被破壞，造成嚴重貧血。遭破壞的紅血球會釋出大量血紅素蛋白質，由腎臟排進尿中，使得尿液呈現黑色，因此瘧疾原蟲引起的貧血症被稱為黑水症。

瘧疾在公共衛生先進國家已被滅除，也早自台灣消跡，但仍橫行於許多國家。雖然有藥物可以減低症狀，卻無法根除。瘧疾疫苗的開發也有困難度，因為瘧疾原蟲會避開人體免疫的偵測。醫學界仍很努力地想突破這個免疫的問題，找出預防原蟲入侵人體的方法。

發炎細胞的滅菌技巧

具發炎能力的免疫細胞（以下簡稱「發炎細胞」）滅菌技巧還不少，而且多種技巧能同時應用於殺菌上。

嗜中性顆粒白血球、單核白血球及其衍生出來的巨噬細胞與樹突狀細胞都具有直接吞噬細菌的高效率技巧，同時會釋放出強力引起發炎反應的酶，也可殺菌。單核白血球及巨噬細胞還會釋放出發炎因子，其中涵蓋一系列的細胞素。這些細胞素具備多種功能，有的細胞素會刺激發炎細胞釋放出更多發炎因子，有的細胞素喚起更多發炎細胞趕到感染現場加入戰鬥行列，有的發炎因子還有殺菌作用。

最近研究發現，發炎因子的重要性與感染的細菌有關，有一種叫腫瘤壞死因子（tumor necrosis factor α，簡稱TNFα）的發炎因子對肺結核菌的滅除特別重要。人體缺乏腫瘤壞死因子時，肺結核菌的感染便會很猖狂。發炎因子與不同細菌、病毒或其他微生物病原蟲的關係還不清楚，有待進一步研究。

微生物感染與免疫系統的反應就像是一場勝負難料的戰爭。微生物的複雜及其變化的技巧使得免疫系統經常要更換策略，卻不一定有勝算。對傷風感冒病毒或感染皮膚的細菌，免疫系統較有把握滅除對敵，但對凶猛的細菌、變化多端的病毒

◆控制細菌感染的前哨白血球

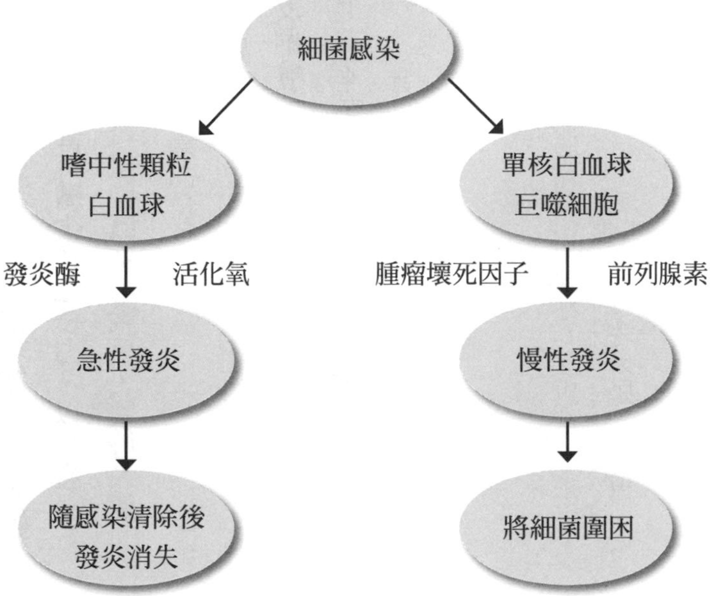

或原生物及與人體具利害關係的寄生蟲，免疫系統打不過敵人，反而被對敵壓抑，變得攻擊力不足。微生物感染是人類生存的重大威脅，這場戰爭似乎越來越艱難。醫學研究的其中一個重要課題就是加強抗微生物免疫力，以及發展新的滅除微生物的藥物，以雙管齊下的策略才有希望打贏這場戰爭，維持人類的生存。

此外，微生物與免疫系統作戰期間需要有適當的發炎，但如何保持發炎這點相當微妙。因為發炎過度或過久，反倒會引起人體器官傷害與功能衰竭，引發生命危險。有目標地控制過分發炎也是必要的。如何達到適當的平衡是醫學研究充滿挑戰的課題。

第12章

免疫過火反引起發炎疾病

因感染症引起的急性發炎或許可以及時用藥解決，但是因免疫系統過度作用引起的發炎，往往持續較久，變成對身體造成傷害的慢性發炎，甚至會引發血管硬化、癌症、肥胖或糖尿病等問題。來看看免疫過火會對我們造成哪些威脅？

發炎其實不是病，它是免疫用來殺菌除毒的利器，是正常人很重要的生理功能。如果人體沒有發炎反應的功能，人類早已不存在了。甚至可以說，發炎是人類存活的必要品！

但由醫學歷史來看，幾千年前的西方醫學家就把發炎當做病，而且近年來，發炎疾病似乎越來越多，時常在一般媒體報導中可以聽到或讀到。既然發炎是好事，為何又是讓人痛苦的病？這個問題最近半世紀才逐漸獲得科學上的解答。

發炎為何是病？

發炎的確是對人有益的生理現象，但是持續、過度的發炎反應會造成組織損害，引起疾病。

發炎疾病的原因很多，如微生物感染、自體免疫、過敏免疫等等。從根本的起因來看，都是免疫過火或失調引起的。很微妙的是，參與發炎的免疫細胞在各種發炎疾病不盡相同。我們以血液中的白血球為例，看一下各種白血球在不同的發炎症扮演的角色。

血液中的白血球分為顆粒白血球、單核白血球及淋巴白血球。顆粒白血球又分為嗜中性、嗜酸性及嗜鹼性顆粒白血球。嗜酸性及嗜鹼性白血球在正常的血液中數目很少，早期不被看重，後來才發現它們是強有力的發炎細胞。這些白血球在血液中擔當巡邏工作，一旦有微生物入侵或異體物質存在時，它們由血液穿越血管壁而進入戰役。

戰鬥時並不是所有細胞同時進入，而是有選擇性的。有些細菌特別是鏈球菌及葡萄球菌入侵時，嗜中性顆粒白血球會迅速趕到，但其他顆粒白血球不發動。某些細菌如肺結核菌入侵肺部時，血中的單核細胞及組織中的巨噬細胞是主要作戰細胞。寄生蟲入侵時則是嗜酸性顆粒細胞的責任。引起過敏的化學物或花粉進入體內，出動的也是嗜酸性白血球加上嗜鹼性白血球。病毒入侵時，淋巴球是前哨戰士。體內免疫系統在細胞分工合作方面實在非常精細。每種細胞都事先分配工作，在血液或組織內待命。參與免疫過火的發炎疾病的免疫細胞也是如此。

在顯微鏡下，可以看到不同白血球參與發炎疾病。葡萄球菌引起的皮膚發炎，參與的細胞是嗜中性白血球，而結核菌引起的肺結核則是巨噬細胞。過敏性氣喘的呼吸道內可看到許多嗜酸性顆粒白血球。不同白血球用不同武器抵抗細菌或病毒入侵，但這些武器火力過強時，反而傷到正常細胞或組織引起發炎疾病。

發炎過火或持續發炎時，組織內的血管擴張，血管壁控制血液中水分和蛋白質的滲透機能不良，引起組織水腫，細胞受到發炎的傷害會凋亡或壞死。這些嚴重的發炎變化，最後會引起整個器官功能無法正常運作，甚至導致功能衰竭，譬如心臟發炎後引起心臟衰竭，而腎臟發炎過度或太久會引起腎臟衰竭。

肝臟發炎持久則發生硬化，也導致肝臟功能衰竭。

引起發炎症的主要原因

細菌感染引起的發炎反應，若及時服用抗生素將入侵細菌除滅，對正常組織傷害小，不會影響器官功能，而且短時間內發炎全部消退，組織恢復正常。病毒感染的發炎反應在以疫苗加強免疫力的情況下，也能在短時間內消失，不會影響組織及器官功能。但控制不好時，細菌及病毒感染引起過火的發炎反應，而且發炎持久，仍會破壞細胞及組織。

非微生物感染針對自體、異體、異物等等引起的發炎會較持久，也就是慢性發炎，同樣會傷害細胞及組織，引起功能失調而引發發炎疾病。

發炎對於血管硬化、癌症、肥胖、代謝症及糖尿病等扮演重要角色，這類發炎稱為無聲發炎，是引發發炎疾病的凶猛武器。各種不同原因引起的發炎症個別描述如下。

細菌感染引起的發炎症

細菌種類多，性質不同，有的病原菌引起急性發炎，有的則是慢性發炎。引起急性發炎的細菌，以鏈球菌及葡萄球菌為主凶。在沒有抗生素的世代，一旦患上這類感染，產生的急性發炎進展迅速，許多人不治而死。有了抗生素後，只要服用盤尼西林，一、兩個星期後便會完全恢復。

但最近一、二十年，不少細菌變更厲害，對抗生素產生了抵抗力，引起病人的急性發炎，其中以皮膚發炎最為明顯。皮膚受了傷，細胞由傷口進入組織，在組織內繁殖。血液中的嗜中性顆粒細胞接收到鏈球菌或葡萄球菌發出的信息趕到現場，釋放出活性高的酶來殺傷細菌。如果有抗生素的幫忙可以很快滅掉細菌，雖然有發炎現象，卻不致於引起發炎疾病，因為發炎很快消退，而受損的細胞或組織迅速得到修補而恢復正常。但是在抗生素無效的狀況下，嗜中性白血球就要與細菌苦戰，呼叫更大量的血球進來一起戰爭，釋放出來的酶越來越多。這些酶對周圍正常細胞引起傷害，組織發炎越來越嚴重，在感染處呈現出典型的發炎症狀：紅、腫、熱、痛。於戰場上死亡的嗜中性細胞形成膿，讓發炎更加嚴重。

在抗生素無效的情況下，急性肺部發炎更可怕。這類鏈球菌特別喜歡侵入肺部。到了肺部後，引起的免疫細胞反應和引起皮膚炎的鏈球菌幾乎完全一樣，主要的作戰細胞也是嗜中性顆粒細胞。沒有及時服用抗生素，細菌增長快速，一群一群白血球加入抗戰行列。這些充滿勇氣的白血球犧牲無數，免疫反應也造成很明顯的發炎。雖然肉眼看不到，但在顯微鏡下會發現受感染部位的血管擴張，組織變紅色，而且熱度增高。若及時使用抗生素，免疫引起的發炎也是短暫的，發炎消退後，肺組織就能進行修補而恢復正常。

有的人可能會認為是嗜中性白血球太沒用，沒能把細菌消滅掉。這種想法不完全正確。人體的嗜中性顆粒細胞減少或功能有缺陷時，細菌很容易入侵，光靠抗生素也沒辦法滅除，必須靠抗生素及嗜中性細胞的合作才能達到滅菌的目的。

有些不同種類的細菌引起的免疫反應較慢，免疫引起的發炎也較緩和。首批進入菌區的免疫細胞是巨噬細胞及單核白血球，這些細胞釋放出細胞因子（cytokines）與細菌火拼。這裡就以肺結核菌為例來說明細菌的厲害之處。

免疫系統健全的年輕人感染肺結核菌後，體內的巨噬細胞及單核白血球戰勝細菌，但殺不了全部細菌，有一部分細菌利用人體細胞的分泌物做成厚壁把細菌困在其中，使巨噬細胞進不去，吞不了細菌。結核菌就在這個奇異的環境做長期潛伏，有點像冬眠，在胸部X光偵察下會看到肺的上方有小小的陰影。一旦人體因為睡眠不足或生活過分緊張，免疫系統機能降低，潛伏的細菌就再活躍起來。這時巨噬細胞又一次進入菌區，以發炎因子對抗細菌而造成慢性發炎。這時施用抗生素不是馬上有效，要一段時間後才會除去細菌，但已經留下纖維組織的疤痕。

對異物過敏引起的發炎症

對環境中的花粉、化學物或食物引起的過敏免疫反應，也是經由發炎而引起的病狀。乾草熱過敏引起的鼻炎，在醫學上稱為過敏性鼻炎（allergic rhinitis）。在顯微鏡下觀看時，過敏免疫發炎和細菌免疫發炎有明顯的差異。在鼻炎區域有很多嗜酸性顆粒白血球以及肥大細胞，嗜中性白血球則少見。肥大細胞釋放出一系列小分子化學物如組織胺及白三烯（leukotriene C4，簡稱

LTC4）。這些小分子化學物引起血管擴張，增加血管滲透；嗜酸性白血球則分泌酶，破壞組織。

由於參與過敏鼻炎的免疫細胞與細菌性免疫發炎的細胞不同，症狀也就截然不同。過敏性鼻炎的症狀是流鼻水、鼻癢、打噴涕及鼻塞，這些症狀是組織胺及白三烯引起的，因此抗組織胺及抗白三烯（anti-leukotriene）最常用來醫治過敏發炎症狀；類固醇鼻噴霧劑則用來控制組織發炎。

過敏性氣喘的免疫發炎是慢性的氣管管壁發炎，參與的免疫細胞除了嗜酸性顆粒白血球及肥大細胞，淋巴球及嗜中性白血球也扮演重要角色。長久的氣管慢性發炎使得氣管管壁增厚，管道縮小，肥大細胞釋出的組織胺及白三烯引起平滑肌收縮使氣管幾乎完全堵塞，導致呼吸困難並發出喘息聲。如來不及治療，有時會因無法吸入氧氣窒息而死。

嗜酸性白血球及肥大細胞的浸潤，是所有過敏發炎症的共同特徵，在別種免疫發炎很少見，已提到的過敏性鼻炎及氣喘皆是如此，就連過敏性的皮膚疹也一樣。除了一般發炎的症狀之外，發癢也是種特殊症狀，是因組織胺過多所引起的。

自體免疫的發炎

系統性自體免疫的發病與發炎分不開。很奇特的是系統性自體免疫症都會引起關節發炎。急性關節發炎時，關節表面呈現紅、腫、熱及痛。參與的免疫細胞以巨噬細胞及單核細胞為主。這些細胞COX-2表達高，製造出大量前列腺素，導致關節發炎。COX-2抑制藥對於這類關節炎有相當的效果。全身性自體免疫也會引發慢性發炎，參與的細胞種類多，免疫反應比較複雜，最後引起器官功能失調，甚至完全衰竭，其中以腎衰竭較常見。

靜默無聲的發炎疾病

最近半世紀的研究發現一種被稱為靜默無聲的發炎正在燃燒蔓延，已成為引起嚴重疾病的殺手。這種發炎很低調，平常看不出徵象，而且是延續發生的。它會造成血管硬化，引發肥胖及代謝症候群，助長癌細胞生長及轉移，造成胰島素抵抗及糖尿病。這些都是危害人類最重要的疾病。的確，靜默無聲的發炎已成為二十一世紀人類面臨的重大危機。

靜默無聲的發炎與上述幾種類型的發炎情況有不同之處，其中最大的區別可能是血管的變化與細胞的破壞比較不明顯，造成疾病的時間則比較長。各類型的靜默無聲發炎引起的疾病描述如下。

靜默發炎動脈血管硬化

人類血管硬化是心血管疾病的源頭。多年來的研究發現血管硬化在人的年輕時期已開始發作，其進展到會致命的硬化程度大約需二十到三十年。早期的血管硬化可以看到血液中的淋巴球進去硬化的血管壁，接著是單核白血球及巨噬細胞，這些細胞釋放發炎因子引起慢性發炎。慢性發炎推動血管硬化，使其惡化，在管壁上形成粥樣硬化斑塊。斑塊破裂後，導致血小板凝聚及血栓因子凝固，形成血栓堵塞冠動脈（心肌梗塞）或腦動脈（缺氧性中風）。血管硬化的發炎沒有典型的發炎特徵，因此被認為是一種靜默的發炎。

引起血管壁發炎的原因及風險因子中，最主要的就是所謂「三高」：高血脂、高血壓及高血糖。而藏在三高背後的推力是高脂、多醣、多鹽的食物（也是所謂的西式食物）以及缺乏運動等等。這可以說是二十世紀後人類放縱飲食及一些不良生活習慣，加速了血管硬化。這些高危險因子會先引起管壁內皮細胞功能失調，成為發炎的導火線，讓免疫細胞由血液穿過內皮細胞層而進入管壁。免疫細胞進入管壁後，引起發炎反應，增加管壁纖維組織。同時，脂肪被巨噬細胞吞噬而呈現粥樣變化，若沒有加以控制，管壁惡化，硬化程度越來越大，之後形成斑塊。此時若能及時控制，可以讓硬化停止甚至減退。控制的方法包括在飲食方面改成多吃蔬菜水果、堅果、魚類等食物，少吃牛、豬或羊肉；少吃高糖食物，少用鹽。此外要好好控制血壓及糖尿病，戒菸，還有每天運動。

當血液中「壞」的膽固醇增高時，要請醫師用藥把膽固醇降到正常。血壓或血糖高時一樣要就醫，以藥物控制讓數值降到正常指標。

食物改良、生活習慣的改進及「三高」的控制，就能減輕血管發炎狀況，並且停止血管硬化繼續增加。

無聲發炎助長癌細胞增生轉移

癌細胞增長快速，形成小腫瘤時會利用其分泌出來的生長因子及發炎因子助長腫瘤成長，並且吸引免疫發炎細胞到其周圍的「腫瘤微環境」（Tumor microenvironment），內皮細胞及纖維母細胞也跟著進入微環境。這些細胞進入微環境本來是為了抗癌，卻被癌細胞「教育」及「脅迫」成為助長癌成長及轉移的幫凶。巨噬細胞、纖維母細胞、內皮細胞都受到癌細胞的教化而釋放出發炎因子，將整個微環境轉變成發炎的環境。癌細胞喜歡熱熱的發炎環境，因此生長得更快且移動得更有活力。微環境的發炎也是靜默無聲，卻成為助長癌腫瘤擴大及轉移的主要推動力之一。

微環境發炎也因此成為癌症預防及治療的標的。臨床試驗已有正面報告消炎藥具有抗癌的效力，這些消炎藥大部分是用以控制COX-2，這也說明了COX-2是引起微環境的主要角色之一。最近也發現其他重量級發炎因子，而這些因子將是未來發展新抗癌藥物的標的。

慢性發炎引起肥胖及代謝症候群

肥胖及與肥胖有關的代謝症候群已成為重大慢性流行病，是人類社會的一大隱憂。肥胖是由於飲食過量，缺乏運動而來，普遍認為是因為脂肪細胞增大且數目增加所引起，但最近發現脂肪組織的發炎其實扮演了極關鍵的角色。

脂肪組織的發炎會影響到體內代謝，並波及心血管引起高血壓，讓胰臟發炎引起糖尿病，在肝臟引起脂肪肝。脂肪組織的發炎也是沉默無聲、不痛不癢，不會引起注意。肥胖數值超高時，除了行動不便、呼吸困難、高血壓、糖尿病和高脂肪之外，還會有心血管疾病及癌症的風險。

脂肪細胞增長及脂肪組織發炎之間息息相關。脂肪細胞中的脂肪增高時會分泌發炎因子，引起脂肪組織發炎並散布到多種器官，導致全身性的發炎。即時減肥可以減少脂肪細胞，減低發炎的威力，避免肥胖所帶來的心血管疾病等問題。

免疫發炎是糖尿病的元凶

糖尿病是人類最古老的病之一。埃及在四千年前便有糖尿病的記載，印度也有尿中含糖的記錄，並描述了含糖的尿會招來大批螞蟻。到了羅馬帝國時期，糖尿病仍然被認為是罕見的病。著名的羅馬醫師蓋倫只看過兩、三位糖尿病人。有人認為是因為人類早期運動得多，油脂食物及糖也吃得少，糖尿病的確較罕見，但也有人認為那時代的糖尿病診斷是靠著尿頻數及尿中含糖量，但這些都是糖尿病後期症狀，較早期的糖尿病尚無法診斷出來，因此當時實際上的糖尿病患可能沒有那麼少。

到了二十世紀才發現糖尿病是由於缺乏胰島素引起的。之後又發現糖尿病可分為兩大類：第一型糖尿病是不能製造胰島素，而第二型是由於對胰島素反應不良，因此無法有效使用葡萄糖，血中的糖才會增高。

最近一、二十年又有新的發現，就是糖尿病是由於免疫細胞反應造成發炎而引起的。第一型糖尿病是由於胰臟內胰島的自體免疫引起慢性發炎而將胰島破壞。胰島是製造胰島素的唯一組織，一旦被破壞，身體的胰島素來源中斷會引起嚴重的胰島素缺乏。沒有胰島素，細胞便無法利用葡萄糖，造成血中糖分很高，引發種種疾病。第二型糖尿病是由於慢性發炎使得細胞對胰島素反應低，因此無法利用葡萄糖。

第二型糖尿病（也稱為成人發生的糖尿病）逐年遽增，對人類的健康造成很大的威脅。學者正積極地尋找免疫發炎的病源，找到根源後才能開發有效的製劑，降低免疫發炎的問題。

糞便可治腸炎

大腸管壁上住了數不清的細菌，這些細菌在嬰兒期趁著免疫系統尚未成熟時進駐腸內。免疫系統成熟後，盤點自體細胞也把腸菌算在內，腸內細菌就成了我們身體的一部分。這些細菌繁殖迅速，其全部數目遠超過人體細胞總數。幸運的是，腸內細菌也把腸子當作自體的鄉土，盡力保護，腸子消化不了的東西，腸菌會幫忙清除。最奇妙的是，腸菌對免疫很敏感，極力維護腸內良好的免疫反應。因此我們把長期住在腸內的細菌稱為益菌。腸內益菌不只數目多，種類也繁多，不同種類的細菌保持平衡狀態，才能確保腸內免疫反應的安全。

然而，當飲食偏向油脂高、纖維少時，對腸內益菌會造成傷害，益菌的數目及種類會減少，影響腸壁免疫功能，失去對腸的保護作用。益菌的減少，也造成代謝物的不平衡。益菌產生的代謝物具抗炎作用。代謝物不平衡時，抗炎作用低落，而發炎作用增加，引起腸壁慢性發炎，可能導致慢性腸炎。

濫用抗生素也會造成腸內益菌減少並失去平衡。腸內益菌釋出的免疫力將一些進入腸內的細菌控制住，這些細菌被人體視為異體，因此免疫系統也會出擊。腸內益菌有問題時，異菌的感染不再有牽掛，便進入腸壁做出破壞行為。其中有一種菌簡稱「難菌」（Clostridium difficile），會引起嚴重腸道發炎，造成無法控制的下瀉症狀。這時使用抗生素完全沒效，讓醫生束手無策。

但最近有研究發現，利用人的糞便竟然可以治療難搞的「難菌腸炎」！正常人的糞便內含有各種各樣的益菌，為了保持腸內益菌的數量及種類固定，益菌的繁殖及排泄要達到動態的平衡。十年前，在美國的梅育診所有醫生異想天開，用正常人的糞便治療難菌引起的腸炎，結果相當好。這就是所謂的糞便療法。糞便療法目前已被廣泛地用來治療難菌腸炎，起初很多病人無法接受這種療法，聽到糞便就倒盡胃口，但在了解糞便的療效後，此療法就逐漸被接受。

事實上，並不是真的以糞便做治療，而是使用處理過的糞便益菌。很多醫生想將「糞便治療」改為較好聽的名字，最近通用的醫學名詞是「糞便細菌治療」，又稱「糞便微生物移植」，但還是離不開糞便！

糞便細菌療法也用來治療兩種很煩人的慢性腸炎：潰瘍性大腸炎及區域性腸炎。這兩種腸炎好發於年輕人，原因不明，但與免疫反應引起的發炎有關，患者腸內益菌也是處於不平衡狀態。這種病症以糞便細菌治療的效果比不上難菌腸炎，一天要給好幾次糞便細菌才能見效，而且治療停止後又會再復發。

糞便細菌療法已成為醫治腸炎的主流療法。最近美國的食品藥物管理署開始管制糞便細菌藥品，需達到標準才能用做治療腸炎的藥物。

誰會想到糞便可以當藥物呢？更無法想像的是竟然能利用其中的細菌來做治療，很奇妙吧！

免疫細胞釋放出的發炎因子

免疫細胞攻敵的一種重要技巧是釋放出可以控制異物的因子，這些因子也是引起發炎的主因。各類細胞釋出的因子不同，造成的發炎也不盡相同。多年來，研究發炎因子有很大的進展，很重要的發現是有一部分的發炎因子成為治療的標靶，學界再根據這些因子製造出有效的藥物。

發炎因子的化學性質種類多，有的是小分子化學物，有的是蛋白質。在蛋白質中，有的是酶，有的是細胞因子。以下針對能夠選擇有效藥物的發炎因子做較詳細的描述。

組織胺：過敏性發炎因子

組織胺是引起過敏性免疫發炎的重要發炎因子。引起過敏的物質進入人體內時，組織中的肥大細胞及血中的嗜鹼性顆粒細胞趕到過敏反應之處製造組織胺，釋放到細胞外。在過敏鼻炎會引起血管擴張、水腫及鼻腔發癢；在過敏皮膚症會引起皮膚發癢或起瘡疹，在氣喘症是引起氣管平滑肌的收縮而導致呼吸困難。

組織胺是在一九一〇年發現的，但與過敏發炎的關聯則是後來才被揭曉。根據其藥理理論，藥廠製造出小分子化學物，試驗結果發現可以對抗組織胺，針對過敏發炎的血管擴張及搔癢相當有效，因此成為治療過敏鼻炎及皮膚症的最常用藥物。這一系列藥就稱為抗組織胺藥。半個世紀後的今天，這些藥物仍是治療過敏發炎症狀不可或缺的藥。

白三烯：過敏性氣喘及鼻炎發炎因子

肥大細胞及嗜酸性顆粒細胞進入過敏免疫地點後，製造的另一類小分子化學物叫做白三烯（leukotriene C4，簡稱LTC4）。白三烯引起氣管平滑肌收縮，血管滲透性增加，在引起氣喘這件事上扮演特別重要的角色。藥廠後來根據白三烯藥理製造出抗白三烯藥物，用來減低氣喘以及控制過敏性鼻炎。

環氧合酶：關節炎發炎因子

環氧合酶（COX-2）表達於發炎細胞上，如巨噬細胞及發炎微環境中的纖維母細胞與內皮細胞。發炎細胞受刺激後會催化大量發炎性前列腺素，引起發炎症狀。一九八〇年代的研究發現，COX-2在關節炎中扮演重要角色，之後藥廠開發以COX-2為標的的幾種COX-2抑制藥，的確減低關節發炎且減除關節痛等症狀。但沒想到服用COX-2抑制藥的人，居然心肌梗塞風險增高，引起了恐慌。目前有些COX-2抑制藥已停用，剩下還存在的也讓醫生及病人用得有點心驚膽跳，因此服用的人已不多了。

腫瘤壞死因子

巨噬細胞、樹突狀細胞、單核白血球及一些淋巴球受到免疫刺激後，會釋放出多種發炎的細胞因子，其中一種叫做腫瘤壞死因子。實驗中給小老鼠服用這種因子，會引發小老鼠迅速減少體重，很快變得皮包骨。後來才發現這個因子是很強的發炎因子，在許多免疫發炎疾病中都扮演極重要角色。這些研究報告引起學者的注意，認為它是治療免疫發炎疾病的標的。藥廠開發出小分子抑制物及抗體製劑，結果對風溼性關節炎及其他種類的自體免疫關節炎都有效。現在已成為治療關節炎不可缺乏的藥物。

白細胞介素十七及二十三

白細胞介素十七及二十三（interleukin 17 and 23，簡稱IL17及IL23）是屬於發炎性的細胞因子。這兩種白細胞介素是相關的，因此在發炎方面也有關聯。他們也是自體免疫發炎的重要關鍵，尤其是慢性皮膚自體免疫症：牛皮癬（也稱為銀屑病）。得病者會多處皮膚呈現紅色，增厚且具鱗片狀的皮膚相當癢。在醫學史中，這類皮膚病曾和麻瘋皮膚病混在一起，直到十九世紀才被認為與麻瘋病不同。到了二十世紀發現這是免疫反應引起的疾病。參與其中的免疫細胞是一種特殊的幫手T細胞，叫做十七號幫手T細胞。這類細胞在皮膚表層分泌IL-17、IL-23及其他細胞因子。IL-17及IL-23促進皮膚細胞增生，皮膚表面細胞長得快也死得多，因此皮膚增厚，表面呈現鱗片狀且有銀屑。剔除掉IL-17基因的小鼠不會得此病，因此認為IL-17扮演重要角色。後續研究發現，IL-17及IL-23抗體製劑果然對嚴重的牛皮癬有效，且針對其他自體免疫關節炎及腸炎在動物實驗方面也有效果。

人類自古便向自然界尋求草藥來調整身體免疫功能並控制過火發炎，中醫書籍就累積了不少的藥物。中醫雖有千年歷史，但缺乏臨床的證實，也缺乏免疫機制的研究探討，因此尚未清楚證明哪些療法可以預防免疫失調引起的炎症。西方醫藥除了利用天然植物的歷史，更以化學方法製出消炎藥物，但是仍以治療症狀為主，沒有藥物可預防免疫失調。

每個人的免疫系統有相當的差異性，失調的原因也有不同，因此要「補」免疫需要考慮個人化的問題，也就是二十一世紀醫學上的熱門名詞「個人醫藥」觀念。關於免疫的個人醫藥觀念目前仍在初期研發階段，期待將來會有重大的突破。

另外關於環境汙染是否會引起明顯的免疫失調而產生發炎症，是一個很受關注的議題。流行病學研究已有關於環境汙染與過敏症發炎的報告，但其間的關係仍不清楚。期望產學界能重視這個主題，給予大規模的國際性研究投資，才會有突破的機會。

第 13 章
消炎藥物

消炎的藥物到底是如何作用的？抗生素、止痛藥和消炎藥的用途到底有何相近或相異的功效？阿司匹林為何被稱為靈藥？我們真的都清楚這些藥物的功能與適用症嗎？一起來認識這些解決發炎問題的有效藥物吧！

發炎疾病引起的疼痛、發燒及器官障礙常令病患感到痛苦，人類也自古便由自然界尋找消炎止痛治療劑。古老的國家都有豐富的消炎藥記載，中醫的消炎處方更是豐富。

一般人常把抗生素、止痛藥及消炎藥混為一談，但這三類藥物是不同的。抗生素如盤尼西林有殺滅細菌的作用，因此細菌感染時使用抗生素。抗生素並沒有直接消炎的作用，但因為可以殺菌，所以對細菌感染引起的發炎有效，對其他種類的發炎疾病則沒有作用。止痛藥如普拿疼可以治頭痛，但沒有消炎作用。而阿司匹林有止痛作用，也有消炎作用。有些藥物其實具有很好的消炎作用，但因為發炎時會痛，這些消炎藥讓發炎消退後也治好疼痛，才會被當做止痛藥。

以下將介紹的是正宗的消炎藥。來看看消炎藥物是如何發現，又如何演進發展的。就先從天然消炎藥始祖阿司匹林談起。

阿司匹林

這個藥的發明跟白柳樹皮有直接關係。十八世紀時，英國的史東牧師（Edward Stone）拿白柳樹皮粉做了臨床試驗，發現可以減低風溼關節痛。他把結果發表在皇家學院期刊，是有史以來第一個有關天然消炎藥的報告。十九世紀中旬，柳樹皮中有效的化學成份（水楊酸）被解開。一八九七年，德國拜耳藥局將水楊酸做了化學上的改變而命名為阿司匹林，結果阿司匹林的消炎止痛效果比水楊酸好且副作用少。二十世紀初，阿司匹林就成為最受西方國家人民使用的止痛及消炎藥。

二十世紀中旬，發現阿司匹林會減低血小板功能，之後臨床試驗證明阿司匹林減低了血管栓塞發生率，可預防心肌梗塞及腦中風。二十世紀末又發現阿司匹林能減少得癌風險。最近臨床試驗分析，證明阿司匹林的確能減輕癌症並降低癌引起的死亡。在我已發表的《天然的靈藥：阿司匹林》書中，有較詳細描述阿司匹林的發明過程以及其抗血栓、消炎的藥理作用。

阿司匹林對於感冒引起的頭痛、發燒及喉嚨發炎都有止痛退燒的功能，因此成為許多歐美國家的家庭常備藥。對於比較嚴重疾病如關節炎，阿司匹林效果並不好，而且必須使用大量才能壓住關節炎的痛，然而大量使用阿司匹林的副作用大，例如耳鳴就是個大問題，而且會傷胃並有出血的風險。

在二十世紀上旬，阿司匹林還是唯一的消炎藥，因此雖然高劑量阿司匹林的副作用大，風溼關節炎的病人還是得依賴它來減少關節疼痛及風溼症狀。可以想見當時病人何等辛苦，不吃阿司匹林會讓關節無時無刻疼痛，但吃了大劑量阿司匹林則會胃痛、耳鳴。

類固醇消炎藥

一九四〇年代，新的消炎藥解脫了關節炎引起的痛苦！這種新藥是人體製造的一種荷爾蒙——類固醇（Corticosteroids）。

腎上腺是位在腎臟上面的小小一塊組織，它分泌幾種對身體功能很重要的賀爾蒙，其中一種叫做皮質酮（cortisone）。皮質酮是在一九三〇年代由美國梅育診所一位化學家及一位風溼症專家合作研究發現的。梅育診所的醫療聞名全美，許多嚴重病人由美國各地前來求醫。有的類風溼性關節炎病人嚴重到無法自己行走，一般藥物治療並不見效。他們來梅育診所求醫，希望有新的療法。那時對於類風溼性關節炎的病因並不清楚，但流傳著一些假說。一九二〇年代流傳類風溼關節炎是由感染造成的，但找不到致病的病毒或細菌。這個理論後來被「賀爾蒙理論」取代了。一九三〇年代，賀爾蒙陸續被發現，成為醫學的大熱門，許多疾病都歸咎於賀爾蒙失調。梅育診所分離出皮質酮時，很快就受到注意，也奇蹟性地給類風溼性關節炎病人帶來新的治療機會。

在一九四〇年代後期，一位關節炎很嚴重的病人來到梅育診所。這位病人已不能走路，坐在輪椅上來求醫。梅育診所的風溼症專科醫師菲利浦・亨奇（Philp Hench）對類風溼性關節炎很有經驗，並且做了深入研究，他認為這與賀爾蒙有關。他也參與皮質酮的分離工作，對皮質酮相當了解。當他看診後，給這位病人服用他們實驗室分離出來的皮質酮，結果奇蹟出現，這位已不能行走的病人在服用皮質酮後，關節炎竟然好了，又可以自己走路了！亨奇醫生及他的同仁很興奮，於是繼續用皮質酮治療嚴重關節炎，效果都很好，在治療三十多位病人後，結果已無疑問。

這個消息很快傳開，醫生及病人都希望能拿到皮質酮治關節炎。但皮質酮得來不易，由腎上腺只能抽取小量的皮質酮，不夠病人服用。幾年後，大藥廠研發出以化學方法人工製造皮質酮，才有足夠的劑量治療類風溼關節炎。皮質酮是注射藥劑，無法口服，因此藥廠研發出一系列可口服的衍生物，其中一種叫做潑尼松（Prednisone），廣泛地使用於治療關節炎及其他炎症。這一群與皮質酮有關的藥物，因結構與類固醇類似，就稱為皮質類固醇，簡稱類固醇。

潑尼松及其他類固醇除了可治療關節炎，對過敏性發炎、腸炎及自體免疫性炎症也很有效。皮質酮及其化學衍生物如潑尼松具有抑制免疫細胞功能的作用，因此也應用於器官移植及血癌，效果良好，被稱為全能藥物。很可惜的是，長期使用大量類固醇藥物必須付出很高的代價，因為會發生多種嚴重的副作用，比較顯著的是全身浮腫、臉生紅疹、骨頭疏鬆、高血壓及糖尿病。因此，皮質酮沒辦法當作日常用抗炎藥，只能用於解決緊急嚴重的炎症。

非類固醇消炎藥

年長者最常見的關節炎一般是由退化引起，這種關節炎雖不算嚴重，卻帶來煩人的疼痛，會影響情緒及日常生活。因為類固醇副作用高，不適合長期使用於關節炎，這時幸好有非類固醇消炎藥（Nonsteroid anti-inflammatory drugs，英文簡稱NSAIDs）。這類消炎藥包含不少化學藥物，其消炎作用與類固醇相似，讓病人有所選擇。這些藥物的化學式與皮質酮或潑尼松迥然不同，其消炎能力雖沒有皮質酮強，但也沒有那麼嚴重的副作用。所有的NSAIDs都是口服藥，這群藥物都是化學合成的，是消炎藥物歷史上的一個里程碑。

一九五〇年代，許多大藥廠將消炎藥開發當作重點，結果百花齊放，不同種類的新消炎藥在一九六〇至七〇年代研發出來。

最先開發出來的是吲哚美辛（indomethacine）。吲哚美辛在一九六一年上市，消炎力雖強，但是有嚴重傷胃的副作用。後來又開發出來一系列消炎藥，比較常用的是依布洛芬（ibuprofen）、奈普生（naproxen）、待克非那（diclofenac）、美洛席康（meloxicam）和每非那（mefenamic）。每一類的非類固醇消炎藥的化學結構都不相同，但都會抑止發炎，減少關節痛。藥理學家對這些化學結構不同但消炎作用相似的藥很好奇，很想知道它們如何消炎。一九六〇年代，前列腺素的結構及功能被解開後，掀起了藥理學界的研究風潮，藥理學家紛紛探討非類固醇消炎藥與前列腺素的關係。一九七〇年初期，實驗的結果顯示吲哚美辛可抑止前列腺素的生產。經過一系列的研發報告，發現每一種類的非類固醇消炎藥都會抑止促進發炎的前列腺素。之後證明非類固醇消炎藥的消炎作用是來自於抑止前列腺素。

前列腺素種類很多，在不同的器官及組織扮演不同的角色。有的前列腺素具有保護作用。胃的前列腺素保護胃黏膜，使其不受酸及侵入物破壞。血管壁的前列腺素則是在保護血管的安全。服用非類固醇消炎藥不只是抑止促進炎症的前列腺素，也抑止了胃中的保護性前列腺素，因此會有胃不舒服的副作用。

非類固醇消炎藥也抑止了保護血管的前列腺素，其後果有的相當嚴重。有的人已有嚴重的血管硬化，服用非類固醇消炎藥後失去了保護用的前列腺素，會引起血管栓塞引發心肌梗塞。因此使用這類藥物要小心。

非類固醇消炎藥服用過多會損傷腎臟，長期使用會引起腎臟功能衰竭，甚至需要洗腎維持腎臟功能，因此使用時要按照規定劑量及定時服用。

環氧合酶特殊性抑制藥

環氧合酶是在一九九〇年代初期被發現，細胞及動物實驗的結果顯示它跟發炎有密切關係。在一九九〇年代後期，大藥廠便以環氧合酶為標的篩選藥物。美國默克藥廠經由化學物篩選發展出一種藥物，有效地抑制環氧合酶活性，並減低動物模型的發炎，之後的人體試驗也相當成功。這種環氧合酶特殊性抑制藥（Selective COX-2 inhibitors, COXibs）被命名為Vioxx（偉克適）。美國食品藥品監督管理局審查通過後，便廣泛用於治療關節炎。

在同一時期，美國輝瑞製藥公司則發展出另一種環氧合酶抑制藥，命名為Celebrex（中文名為希樂葆），臨床試驗成功並獲得食藥監管局許可後，也用於治療關節炎。這兩種藥上市後，藥理學家非常興奮，因為它們是繼非類固醇消炎藥之後，根據新的科學理論開發出的新一代消炎藥。它們還被稱為「超好阿司匹林」（Better aspirin）。

偉克適及希樂葆的確對關節炎及關節疼痛非常有效，而且副作用小，又不會像阿司匹林引起出血，因此很受醫師推薦，也很受患者歡迎。對不少病人而言，它們簡直就是靈藥。默克藥廠也在電視與報章雜誌上刊登大幅廣告，短短五年內，美國國內據估計已有五千萬人使用偉克適，成為新一代最暢銷藥物。沒想到，卻發生了「偉克適事件」。

這個事件的緣由是美國克利夫蘭診所的心臟科醫生看病時，發現使用環氧合酶抑制藥的長者罹患心肌梗塞的特別多。臨床上的觀察很重要，但卻無法證明使用環氧合酶抑制藥讓心肌梗塞的風險增高。他們應用流行病學做統計調查，發現使用環氧合酶抑制藥的心肌梗塞比不使用者高兩倍以上。這個驚人的結果登在醫學雜誌上，許多醫師半信半疑，製藥公司則不相信仍大力做廣告。但後來更多流病報告與原先的報告不謀而合，終於製藥公司不得不相信環氧合酶抑制藥會增高心肌梗塞的風險。當時最暢銷的環氧合酶抑制藥就是偉克適。製造偉克適的默克大藥廠突然宣布停製，而且將所有偉克適下架，偉克適就從此消失了。希樂葆的下場好一點點，仍然在販售，但每個人服用起來也戰戰兢兢，擔心會得心肌梗塞，因此銷路大減。

環氧合酶抑制藥引起心肌梗塞的基本原因是，它衝犯了環氧合酶對血管的生理作用。環氧合酶雖然是發炎的元凶，但對血管具有重要的保護作用。環氧合酶抑制藥把環氧合酶的催化作用抑止後，無法保護血管，因此血管硬化變厲害，而且容易產生血栓將血流堵住，引起心臟缺氧與缺乏營養，進而造成心肌梗塞。

要成為像阿司匹林一樣的百年靈藥很不簡單，阿司匹林不只不會引起心肌梗塞，反而是預防心肌梗塞及腦中風的靈藥。

抗過敏發炎的特殊消炎藥

過敏性氣喘是由於一群免疫細胞對環境中的化學物或花粉過分敏感，因而產生許多會收縮氣管內平滑細胞的因子。這些因子中有一類與前列腺素相似的化學物稱為白三烯。白三烯有很強的活性，會引起氣管收縮，阻擋氧氣進入肺部。白三烯與前列腺素是來自於同一種未飽和脂肪酸（花生四烯酸）。與前列腺素不同的是，白三烯的製造不需要環氧合酶，其製造仰賴另一種酶，稱為脂氧化酶，英文簡稱為LOX。

藥廠以脂氧化酶為標的，研發出減少白三烯的化學物。經過人體試驗，已生產出抗脂氧化酶的藥物，可用於治療過敏性氣喘及季節性鼻炎。另一類的抗白三烯藥物是以白三烯受體為標的，對於過敏性氣管在臨床上也廣泛使用。

消炎的生物製劑

免疫反應刺激發炎細胞釋放出大群的發炎因子，這些發炎因子的種類很多，大部分屬於白細胞介素及細胞素，其中腫瘤壞死因子TNFα扮演很關鍵的角色。之所以被稱為腫瘤壞死因子，是它會導致癌細胞凋零而使腫瘤壞死，因此控制惡性腫瘤生長。

早期製藥公司有興趣將TNFα開發成抗癌藥物，但在初期階段臨床試驗發現不僅對癌症無效，而且副作用嚴重。後來發現這是引起發炎的重要細胞素，類風溼性關節炎病人的血中TNFα增高，而動物實驗顯示這是引起發炎的龍頭。製藥公司決定以TNFα為標的研發抗炎藥。研發出TNFα的抗體藥，將抗體藥打入體內，抗體會與TNFα結合，使其失去發炎活性。TNFα的抗體藥經由臨床試驗證明對類風溼性關節炎很有效，因此廣泛使用於減低類風溼性關節炎的發炎症狀。這一類的抗體藥被稱為生物製劑。

參與發炎的因子很多，但這些發炎因子的角色不見得都相同。TNFα就是一個好例子。與類風溼性關節炎有關的因子相當多，但TNFα是主角，將TNFα的活性抑止，就可以有效的將關節炎壓住。TNFα生物製劑的成功案例給炎症治療帶來新啟示。只要找到炎症的主要發炎因子，就能以此因子為標的研發出新的抗炎生物製劑。例如最近找到的因子是白細胞介素十七，對引發天疱瘡及腸炎都至關重要。抑止白細胞介素十七後，天疱瘡及腸炎就好多了。製藥公司很積極地開發白細胞介素十七生物製劑，已經開始針對天疱瘡及腸炎做人體試驗。試驗進行得很順利，可能不久就會帶來成功的喜訊。

發炎症中深藏著寶物，等待研究發掘。除了TNFα及白細胞介素十七的生物藥劑外，一定還有其他發炎因子可做為標的來開發新藥。生物藥劑的錦囊中將有許多治療慢性炎症的新藥等待發掘，而生物製劑也將成為醫治人類多種慢性炎症的消炎藥。

尋找新的消炎藥

目前的消炎藥仍然不甚理想，還有發展空間，新型標的式的生物藥劑則讓炎症治療邁了一大步。然而，目前的生物藥劑只是冰山一角，更新的標的藥物還會源源而來。

發展新藥另一個策略是回到自然界尋求靈藥，中藥就是一個寶藏。有不少中藥材具有消炎功效，可供為原料而純化其有效成份。中藥混合劑是另一種消炎策略，已有不少實驗室及製藥公司積極進行這類研發，很有機會能找出新的消炎藥。

人體內的細胞具有製造抗過度發炎的代謝物，近期的基礎研究已經有相當進展，現以我們實驗室發現的代謝物做例子說明。

我們發現體內的血管內皮細胞、纖維母細胞及肺、腎臟的上皮細胞會製造一種色胺酸的代謝物，叫5-methoxytryptophan（簡稱5-MTP）。內皮細胞分泌5-MTP到血液中，因此5-MTP算是一種荷爾蒙。5-MTP具有減低發炎的活性。它的主要作用是控制一群發炎因子的基因表達，因此是全面性的消炎。在動物實驗中已顯示它會減低內毒素引起的全身性發炎，對於心臟及腎臟發炎也有消退的作用。5-MTP是一種內在性控制過度發炎的小分子代謝物，在生理上扮演重要角色。它也有潛能成為治療炎症的新藥物。

開發新消炎藥也在考慮如何找到適當指標做為個人化消炎治療的標誌。就拿5-MTP做例子，血中5-MTP可用來做個人化醫療的指標。我們發現敗血症（也是一種全身性發炎症）的病人血中的5-MTP濃度降低不少，我們的假說是，5-MTP低的病人對5-MTP藥物治療會有較好的反應。如果這個假說是對的，血液中的5-MTP便可當做指標，用於個人化敗血症的治療。

細胞用不同分子機制引發免疫發炎反應，目前了解得尚不完全，因此新的消炎標的仍深藏在細胞生物及細胞代謝裡等待發掘。

第14章

維護健康免疫及適量發炎

健康的免疫可滅菌抗癌，保護身體，一旦免疫失調，會引起過度免疫，導致強烈發炎反應而產生疾病。因此，保持健康的免疫反應極為重要。保持健康的免疫反應並不只是加強免疫而已，還應該維持免疫系統的健康與免疫反應的協調。

有些人較常感冒，而且一感冒就發燒，病得較重，因此渴望加強抵抗力，也就是對細菌及病毒感染能有更好的免疫力，希望好的免疫力可以消除癌細胞，免去得癌之苦。這其中有很大的商機，於是增強免疫力的健康食品及補藥源源而出，在健康食品店甚至超市都可以看到瓶瓶罐罐增加的免疫力補品，到處也都可以聽到、讀到加強免疫的廣告。

然而，要增加抵抗感染及癌症的免疫力，真的這麼容易嗎？很可惜，事實並非如此，要證實健康補品能否增加免疫抵抗力，需要靠一系列研究與臨床試驗來證明。嚴格來說，到目前為止，沒有一件補品是證明有效的，更複雜的問題在於所謂免疫加強補品是否會增加自體免疫及發炎疾病的風險？

維持健康免疫

要維持健康的免疫力，最基本也最重要的，就是過著「健康」的生活，必須從基本的生活習慣做起。而什麼是「健康」的生活習慣呢？其實都是大家熟悉的幾項生活要素：足夠的睡眠、適量的運動、有效的舒壓、營養的三餐，以及避開傷害免疫的生活習慣如嗜酒、吸菸、嚼檳榔等。乍聽之下都是些重彈的老調，但就免疫的觀點來看，這裡面蘊含了深厚的道理，且在臨床研究方面也提供了非常充分的實證。

健康的生活要素一旦有所不足，身體的免疫會產生失調、感染等問題，甚至至癌症也隨之而來。

睡眠不足會減弱抗菌免疫力

晚上睡眠充分的話，通常隔天起來會感到精力充沛、做事有勁。一旦失眠則容易疲勞、沮喪，工作也無精打采。但睡眠不足真的會引起免疫減弱、抵抗力降低並容易感染嗎？這個問題其實在大約二十年前，才得到臨床試驗的結果來證實並回答。

第一個試驗是故意讓正常人睡眠不足，幾天後抽血檢查血中的淋巴球數目及淋巴球功能。失眠者的淋巴球數目減少，而且功能減低。這個研究結果出爐後，其他臨床研究接二連三進行，結果都一樣，因此確認了睡眠不足的確會降低淋巴球的數目及功能。至於睡眠不足是否會增高感染風險？流行病學研究已提供證據證明睡眠不足的人較容易感冒，而且一旦感冒，症狀也比較嚴重。

睡眠不足影響免疫功能的原因之一是日夜明暗韻律失調。人的日夜韻律的循環是依賴大腦釋放出來的化學因子，一旦晚上無法入睡，便會生活在燈光下，使化學因子韻律失調。免疫細胞也有日（明）夜（暗）的循環，而且受到基因及化學因子的調控，一旦明暗韻律失調，免疫系統的運作也會受影響。

睡眠障礙引起的失眠，以及長期睡眠不足，已經成為現代人的重大問題，研究睡眠障礙及醫治失眠也成為醫學上的主流。患有失眠症的人仍持續在增加，真正可以享受香甜睡眠的人已成為少數。美國大規模的流行病調查顯示，只有百分之四十的美國人認為自己睡得好、睡得足夠，由此顯見醫治失眠及調整睡眠習慣以獲得足夠睡眠，是加強免疫力不可忽視的要素。

生活工作壓力造成免疫失調

隨著工商業發達與競爭劇烈，人的生活壓力越來越重。無論是工作壓力（工作競爭、失業、事業失敗的壓力）、家庭生活壓力（不和諧、離婚、望子女成龍鳳的壓力）、學業壓力（競爭、考試、升學的壓力），以及社會生活壓力（孤單、單身找不到對象的壓力）都成為現代人經常面臨的問題。有的人對外來壓力應付得很好，也就是說他們自有一套紓壓技巧；但有的人不行，長期壓力引發憂慮，而憂慮轉為精神憂鬱症，最後造成身體上的病痛，甚至引起免疫功能失調。

二十世紀初，精神科醫師及心理學家開始探索過度的精神壓力與身體不適之關係。到了一九二〇年代，醫學大師克勞德・伯納（Claude Bernard）及華爾特・肯諾（Walter Canon）以生理學方法來探討這個問題，成果相當豐碩。伯納教授提出了人體內有一種對付環境危險的抗劑，這種危機的抗劑經由身體內部的調理能將壓力控制到平衡。肯諾教授進一步提出「爭鬥或逃避」的理論來解釋人對外來危機的應付方式。人以正面爭鬥想要贏過危機，但抵擋不過時就會避開危機。他提出大腦會製造神經信息分子來做爭鬥或逃避的決定。

數年後，漢斯・雪萊（Hans Selye）發現了腦下腺是管控內分泌系統的中樞，對處理環境的危機扮演關鍵角色。遇到危機或壓力時，腦下腺會發出信號請腎上腺及其他內分泌腺釋放出荷爾蒙來捍衛，這類賀爾蒙不但會調整對危機及壓力的反應，也會讓免疫系統做出適當反應。當精神壓力超重時，內分泌系統也會應付不了，因此造成免疫力下降。長期慢性精神壓力的確會減少體內抗體的製造，並降低淋巴細胞的免疫功能。

到了一九八〇年代，醫學家對於精神壓力與感染的關係才開始做系統的研究。他們找醫學系學生做人體實驗。醫學系學生的課業重、考試多、每天都壓力很大，特別在期末考時，精神負擔特別沉重。為了了解精神壓力與人體抵抗力的關係，研究者找了醫學生志願者參加這個研究，在三天大考後抽血檢查免疫細胞的功能。結果發現自然殺手細胞及控制病毒感染的免疫細胞數量減低。之後研究者採用問卷方式做了很多流病調查，發現精神壓力越大，得到感冒的次數越多，而且症狀較嚴重。

英國甚至組了一個團隊專門研究精神壓力與感冒的關係，這個研究計畫叫做「不列顛感冒研究」。參與這個研究的人接受由鼻腔打入小量感冒病毒，然後觀察感染感冒的情況。這些志願者打了五種不同的感冒病毒，每種病毒引起感冒的結果都很相似。這個人體試驗提供了壓力大時容易得到感冒的實證。

為了進一步了解急性及慢性的壓力與感冒的關係，美國匹茲堡市組了另一個感冒研究計畫。每位參與者由鼻腔注入小量感冒病毒，然後觀察感冒的症狀，結果證明長期承受精神壓力的人比短期承受壓力者得到感冒的機率還大。

「慢性精神壓力」已成為現代人健康的重大威脅，是一個不可再被忽視的嚴重問題。究竟該如何有效減輕壓力？除了正統的精神療法及藥物療法之外，民間也發起不少妙方。我們的社會在紓壓這一點上其實做得很不錯，不少人早上起來打太極拳、集體唱歌、跳舞、散步、練氣功等，都有紓壓的作用。印度傳來的瑜珈也有紓壓效果。西方社會甚至開始提倡紓壓法，鼓勵大家多參與社交活動、教會活動，可以減少孤單引起的精神壓力，以增進免疫力。

適當的運動可增強免疫

適當運動對心血管的好處我們很熟悉，最近還有研究報告說明運動可以增長壽命，直覺似乎告訴我們運動必能增強免疫力，事實上卻沒有這麼簡單。

運動與免疫的研究是最近二十幾年的事，最初的研究著重於職業運動員的免疫。職業運動員或是訓練跑馬拉松的人每天都要做很劇烈的運動，醫生觀察到這些運動員的抵抗力並沒有增加，似乎還比一般人容易感冒發燒。研究發現劇烈的運動就像是身體受到重大外來壓力一樣，反而會減弱免疫細胞功能。

相反的，做適量的運動對身體健康及免疫功能有助益。現代人的確動得太少，讓免疫功能降低了。大部分的人在辦公室工作，整天坐著，走動得少。青少年學生族群則是沉迷於電腦遊戲及滑手機，也很少運動。小孩子則是坐在電視前，也不去外面走跳了。缺乏運動會減低免疫功能，但若每天做三十到五十分鐘的運動（小跑步、快走、游泳、打球、舉重等）則可以增加免疫力，加強心血管功能，更能增加壽命，何樂而不為呢？

營養不足時會減低免疫力

在經濟較落後的國家有時一天三餐都有問題，有的兒童長期挨餓，造成嚴重營養不良，而且很容易受感染，不只是經常感冒，還會得肺炎，這樣的狀況與體內缺乏蛋白質及維他命有關。

在經濟富裕國家，因食物不足引起的營養缺乏不常見，所以一般人都覺得怎麼可能營養不足？大部分的人是營養過多，反而造成肥胖。但最近發現，即使在最富有的國家，仍有不少年長者及慢性病患的體內缺乏維他命。之所以會缺乏維他命，是因為偏食、少吃蔬菜，以及消化吸收不良造成的。很奇怪的是，通常只有幾種維他命會缺乏，其中以水溶性維他命B2、B9（又稱為葉酸）、B6及B12最為常見。

維他命是人體必須營養素，嚴重缺乏會導致生化功能失調，疾病隨之而來，但一般年長者的維他命缺乏狀況不嚴重，因此沒有明顯症狀。外表雖看不出來有營養上的問題，只要測量血中維他命的量便可知其不足。即使輕微缺乏維他命且沒有症狀，其實也會削減免疫的威力，減低對感染的抵抗力。像是近來發現維他命B2或B9可以增強腸內的免疫系統，一旦缺乏會造成免疫失調，容易感染及發炎。而水溶性維他命在蔬菜類食物中含量高，一般人只要多吃蔬菜就不怕缺乏。

每天食用健康、營養且均衡的食物還可以防癌、防止心血管疾病。許多國家積極宣導多吃蔬果、深海魚、適量堅果，並提倡少吃牛肉、豬肉、羊肉等等。另外像是民俗祕方中有多喝雞湯可以增加對感冒的抵抗力。從報章網路新聞中也常看到某些水果蔬菜可以加強免疫，其中較常看到聽到的是番茄、青椒、地瓜、蘑菇、藍莓、薑和大蒜都有增強免疫的作用。雖然有些並沒有臨床證明，但一天多吃一點這類蔬果確實不錯。

吸菸喝酒傷免疫

保持良好免疫的另一個妙方是禁菸和避免酗酒。各種酒的酒精過量會讓吞噬免疫細胞像喝醉酒一般走不動，也吞不了細菌或病毒。酒精中毒時，T細胞以及B細胞功能失調，對細菌或病毒的免疫攻擊變得遲鈍無力。慢性酒精中毒者的免疫力大減，對感染的抵抗力也變得很脆弱，感染肺炎、肺結核等的機率大增。長期酗酒的人也比較容易得C型肝炎或感染愛滋病毒。

香菸中含了幾百種小分子化學物，其中不少會損害肺部細胞並引起發炎。菸中的化學物會干擾免疫細胞功能，讓單核血球的吞噬細胞變得懶惰，動起來也慢慢的。這些細胞吞噬滅菌的能力降低，T細胞的殺菌功能也變遲鈍。控手

T細胞失調會引起免疫性發炎，不禁菸的話會讓局部發炎擴散，導致嚴重慢性肺部及氣管發炎，甚至呼吸困難。

維持正常發炎狀態

健康人的發炎反應在平常無事時是處於「休息」狀態，也就是說在「低發炎」狀態，一旦病菌、病毒入侵體內，啟動免疫發炎反應，才能抵抗微生物感染。感染滅除後，發炎很快消失回到「休息」狀態。

要維持正常發炎狀態並不容易，因為引起身體發炎反應的外在環境因素眾多。有的因素並非人為能控制，但也有不少因素與日常生活習慣有關。前文已談到足夠睡眠、適量運動、紓壓可維持健康免疫，這些健康的生活習慣就可幫助維持正常發炎狀態。

營養對發炎反應也很重要，每日飲食的成分及比例與人體發炎有很密切關係。最近研究發現，西方飲食重紅肉（牛、豬、羊肉）、高脂肪、高鹽、高糖，相較於「地中海飲食」的重視蔬菜、堅果，少吃紅肉，多吃魚、低脂肪、低鹽、低糖，更容易引起人體發炎。

引起發炎的生理機制中，有一項是改變居住腸內的益菌。腸內益菌以其代謝物降低人體發炎，多紅肉、少蔬果、少纖維的飲食會改變益菌的數目及種類，減少抗炎的代謝物。要維持正常發炎狀態並減低慢性發炎，可以在日常三餐的飲食中注意食物內容：多吃魚、蔬果、堅果，少吃紅肉類食物。為了保護心臟及全身健康，也減少鹽、糖與脂肪類食物的攝取。

值得一提的是，有些食物含有抗炎的化學物，在此，我選擇介紹一些食物或香料，其中的化學物已被分離出來，而且其抗炎作用也較為清楚。

葡萄

葡萄是種植歷史古老的植物，起源於中東兩河流域，後來分布世界各地。葡萄是地中海飲食中的日常食用水果。葡萄原本是紅皮，稱為紅葡萄，後來有些品種變成白皮，稱為白葡萄。紅葡萄及白葡萄有成分的差別，紅葡萄皮中含有一種抗炎的小分子化學物——白藜蘆醇（resveratrol），在白葡萄中含量很少。事實上，白藜蘆醇在其他植物中也有，是植物用來自我保護的因子。

白藜蘆醇是一九三九年由日本東京一位藥學家高岡美智子博士自一種有毒性的植物白藜蘆中分離出來的。她分離出這個分子時正值二次世界大戰期間，因此實驗室必須關閉，她不得不放棄這個研究計劃，沒辦法繼續探討白藜蘆醇的活性。她的研究報告當時沒有受到注意而被遺忘了。

幾十年後，在一個偶然機會中，研究者發現紅酒中含有白藜蘆醇，這個小分子化學物才受到注目。研究發現這個小分子具有抗炎作用，也含有抗氧基活性。喜歡喝紅酒的歐洲人尤其是法國人對此發現特別興奮，他們可以用來解釋喝紅酒的好處。因為當時醫學界正風行一個現象稱為「法國矛盾」（French paradox），指的是法國人三餐吃西式食物，理論上其血管硬化狀況應該與其他白種人一樣嚴重，但是法國人的血管硬化問題卻比其他西方國家的白種人輕微得多，無法以科學解釋，因此被認為是理論矛盾。後來才發現原來是與喝紅酒有關，因為法國人喜好紅酒，而且常喝紅酒。起初的推論是紅酒含有抗血管硬化的成分，後來發現紅酒中含抗炎的白藜蘆醇，才比較科學化地解釋了法國人血管硬化比率較低的原因。事實上，這個解釋有點簡單化，法國人的血管硬化比率低，除了因紅酒中的白藜蘆醇可抗炎之外，酒精也能使人精神放鬆、減低生活壓力；酒精本身也與血管的作用有關聯。

人類製造與飲用紅酒已有四、五千年歷史。最近在兩河流域附近挖掘出一瓶紅酒仍有酒味，估計是四千多年前製造的。據說紅酒的製造是偶然發現的。農民發現葡萄放久會有芬芳氣味，因此開始大量將葡萄踏碎，讓其發酵，釀造出酒。這種家庭造酒方法由兩河流域傳到地中海沿岸，之後傳入歐洲大陸，讓喝紅酒成為歐洲人生活的一部分。後來法國商人將紅酒商業化，將紅酒經鑑定分等級，提高價格，而且以提高生活品質為名，行銷到世界各地。

流病研究發現喝適量紅酒（一天一至兩杯）對心血管有益處，但喝多也對腦不好，而且可能增加罹癌風險。「法國矛盾」與喝紅酒有關，紅酒喝多可保護血管，但會把肝搞壞，讓肝硬化機率增高。因此，多喝紅酒是在以肝換心血管的健康。

喝適量紅酒的好處是否與白藜蘆醇有關，也是一個仍有爭論的問題。兩杯紅酒中的白藜蘆醇含量並不高，可能不至於有明顯抗炎作用，況且紅酒中含有其他種類的抗氧化基物質，少量酒精對心血管來說也是有益的。有些研究顯示喝兩杯白葡萄酒的益處，並不亞於喝兩杯紅葡萄酒！

想以喝葡萄酒來減低發炎、增進心血管功能並不容易，因為很容易喝過量，反而傷害肝及腦的功能。倒不如以每天吃葡萄取代，只不過要注意的是葡萄含有較多農藥，建議可選擇農藥較少的有機葡萄。

大蒜

人類使用大蒜已有七千多年歷史。大蒜的起源地是中亞地區，後來成為地中海沿海居民料理必備品，可以生吃也可以當作調味品。大蒜在植物分類中為石蒜科蔥屬，與蔥有相似之處，在中國古代已被認為是一種藥物，可以治消化方面的毛病。

大蒜中含有高濃度的硫，因此帶有特殊味道，其中含硫的抗炎成分是蒜素。最近二、三十年來，有不少實驗室從事大蒜的研究工作，有些報告指出大蒜有抗炎作用，而且可經由抗炎抑止癌症，針對腸胃系統的癌似乎有特別的預防作用。流行病學研究發現，攝取較多大蒜的人得到腸癌、胃癌和胰臟癌的機率較低，而初期臨床人體試驗也發現大蒜的萃取物可能會減少胃腸癌。

薑黃及咖哩

薑黃是一種特別的薑科植物，最初在印度及西南亞地區被用做染料，因為它的粉末呈現鮮豔的黃色。後來印度人將之用於抵抗寄生蟲感染，也有人將薑黃做成薑餅敷用於皮膚上，治療皮膚病。中國藥史上也記載薑黃的藥用主要是減緩腸胃方面的疾病及保暖腸胃。

印度人把薑黃研磨成粉，配成一種調味品，就是著名的咖哩。薑黃讓咖哩呈現特殊的黃色。咖哩的印度語本意是調味醬，由佛教僧侶在第七世紀傳到泰國、緬甸及中國。十八世紀英國佔領印度，軍人很喜歡咖哩菜餚，將咖哩傳到英國本土，成為英國重要的調味料之一。

藥物化學家一直想要了解薑黃中到底含了什麼有效的醫藥成分，於是分離出薑黃素及與薑黃素相關的小分子化學物。實驗室內的細胞研究，發現薑黃有抗炎作用並可抗癌。不過薑黃素的人體實驗才剛剛起步，實際效果尚不清楚，仍待將來的研究說明。

綠茶

喝綠茶越來越流行，因為常在報章或電視媒體上看到有關綠茶含有抗氧基的多酚化學物、可以抗炎抗癌的報導。的確，綠茶中含有一種特殊化學物，英文簡稱EGCG（epigallocatechin gallate），又稱為綠茶素。綠茶素在發酵過程中會被分解掉，因此紅茶及烏龍茶幾乎不含綠茶素。綠茶素是一種多酚化學物，具有抵抗氧基的作用。

綠茶在四千多年前便有飲用記錄，由中國傳到日本、泰國、越南和朝鮮。中醫很早就認為綠茶可控制出血，增進傷口癒合，降血糖及助消化。到了二十世紀下旬，藥物化學家由綠茶中分離出帶酸之衍生物，其中以綠茶素作用最明顯。研究發現綠茶素會抑止發炎基因，具有抗炎作用，它也具有抗氧基的作用。綠茶素還能抗癌、抑止愛滋病毒及減輕神經退化症。上述作用都是試管實驗及動物實驗的結果，對於人體的抗炎作用仍待臨床試驗。

要喝多少綠茶才能達到抗炎的劑量，目前研究也還不清楚。許多藥廠已製造純化綠茶素做為保健食品，所以達到有作用的劑量已不是問題，只是其效果仍待人體臨床試驗。

蔓越莓

美國幾十年前突然流行喝蔓越莓果汁，因為蔓越莓中含有多種多酚化學物，可抗氧化基，減少體內氧化作用。事實上，美國人對蔓越莓這種水果早已相當熟悉，每年感恩節家庭聚會享用火雞大餐時，桌上一定有蔓越莓醬。蔓越莓醬與火雞肉很搭，這種搭配不是偶然的，而是經驗的累積。

蔓越莓原產地是北美洲（美國和加拿大），當地原住民很早便把蔓越莓當食物。美國清教徒乘五月花號到達麻省時，這批新移民對此人地生疏，加上天氣不佳，找不到東西吃，幸好麻省的原住民是相當友善的印地安族，與移民交往，建議他們吃兩樣食物。一是火雞，因當地野生火雞很多，獵取容易；二是蔓越莓，野生遍地。印地安人可說是救了清教徒的命，使這群移民可以在波士頓附近定居發展。清教徒移民感謝上帝的恩典及印地安人的恩情，將每年十一月最後一個星期四定為感恩節，傳統上以火雞為主菜，以蔓越莓醬為佐菜。感恩節成為美國特殊的民間傳統節日，當天家庭成員由各地回家聚集享用火雞大餐，並致上感恩之情。

蔓越莓於十七世紀由北美傳到英國及歐洲大陸，一般做成果醬或果汁。但最近十幾年也傳到世界各地做為水果食用。

蔓越莓含有豐富的營養素，如維他命E及體內所需的金屬元素（錳、鐵及鈣）。但吸引人食用蔓越莓的原因是它含有大量多酚類化學物，具有抗氧化作用，因此可保護細胞與組織。

氧化基是引起細胞變壞的擾亂者。它的活性高、動作快，而且破壞力強，細胞若長期受到氧化基侵犯會產生嚴重發炎，而且會引起細胞死亡、組織壞損。氧化基也會使細胞轉變為癌細胞，並引起細胞老化。體內雖擁有抗氧化的酶，仍不足以壓住大量氧化基，所以一些外來的抗氧化補充物很重要。許多蔬果具有抗氧化基的作用，蔓越莓是其中的佼佼者。

青花菜

菠菜曾被認為是蔬果中的營養之王，父母總想盡方法誘導孩子吃菠菜，甚至還有特別的卡通節目歌頌菠菜的威力。曾幾何時，蔬菜中又出了一個營養之寶，就是青花菜。青花菜中含有許多營養素，有豐富的維他命，也有身體需要的色胺酸（胺基酸中之一）及大量膳食纖維可幫助腸胃消化。

義大利人早就看上青花菜的價值。青花菜在幾千年前便在北地中海區廣泛食用，在羅馬時代是主要食物。十八世紀，義大利人移民到美國，將青花菜帶入。然而，也不是每個人都能馬上喜歡青花菜，就曾有美國總統極不愛吃青花菜，還成為趣聞閒話。

最近青花菜變得很受歡迎，不只是因為它含有維他命及纖維，更重要的是它具有抗炎、抗癌及抗心血管疾病的作用。從青花菜中分離出來的幾種成分有幾種都具有抗氧化及抗發炎的功能，也有報告指出其具有抗癌作用。當這個研究報告在醫學期刊發表後，美國《紐約時報》還大幅報導，後來一些實驗陸續發表它能預防多種不同癌症，其中以預防前列腺癌效果最為顯著。

這些耀眼的報告真把青花菜推上寶座，每天吃些青花菜肯定對健康有益。

番茄

番茄是人類很喜歡的蔬果（有人認為是水果，有人認為是蔬菜，所以蔬果是很恰當的用詞）。兩、三千年前，中南美洲原住民開始把它當作食物。西班牙佔領中南美洲時將番茄帶到歐洲。義大利人很有智慧地將番茄使用在各種菜餚中，像是披薩和義大利麵中總缺不了番茄。我們也常把番茄當做水果吃，例如台灣南部發明了特別的醬料，吃起來真的回味無窮。

番茄中含有豐富維他命C及維他命A，還有一種特別的成分叫番茄紅素。煮熟的番茄中，番茄紅素量會增加。番茄紅素具有很強的抗氧化力，研究報告指出它能有效抵抗前列腺癌，也有報告說它可以預防紫外線引起的皮膚病。

最近這十年來，還有一種想法認為或許可以用番茄加上青花菜，一起來預防前列腺癌。既然做起來不難，大家也不妨試試。

堅果

人類自古便將堅果當作食物，現代人則把堅果當作休閒食品，很多時候拿來做配酒點心。

堅果可以生吃，也可以烹煮後食用，更可以做成奶類食物。在地中海飲食中，堅果是重要的食物。堅果種類很多，較古老的是杏仁（較正確的名稱是甜味扁桃或美國大杏仁）及核桃。這兩類堅果都起源於中東，其營養成分及增強抵抗力的作用已有相當的文獻根據。扁桃樹生長於中東沿著地中海地區及南亞，後來散布到北非及南歐。扁桃的果實有的甜，有的苦。我們所謂的杏仁堅果就是來自於甜扁桃樹，因此稱之為甜味扁桃。甜味扁桃樹在十九世紀進入北美洲，到了十九、二十世紀，甜味扁桃堅果開始流行，美國成為重要產地，因此將之稱為美國大杏仁。我們吃的堅果是甜味扁桃樹果實中的核仁。

杏仁除了含有高量蛋白質、胺基酸、脂肪酸、維他命E及體內需要的礦物質如錳等等，它含有多種多酚化學物，因此具有高度抗氧化及抗發炎的作用。杏仁可以降血脂、抵抗心血管毛病，並可防止血糖增高。

核桃樹起源於古波斯及印度地區。公元四世紀，羅馬人把核桃帶入歐洲。核桃果實中之核仁被當作堅果食用。核桃含有不飽和脂肪酸，特別是ω-3脂肪酸，並且含有幾類多酚化學物，具高度的抗氧化、抗炎及抗癌作用。流行病學研究發現，經常使用核桃可以減少得前列腺癌及乳癌的機會。常吃核桃也會增加對心臟血管疾病的抵抗力。

前面所舉的例子只是冰山一角，含有抗炎的蔬果及堅果眾多，可以說到處都是。重要的是要經常使用，最好每天吃足夠的蔬菜水果。可以多吃青花菜、番茄、葡萄和蔓越莓，但也不必過分計較，因為其他蔬果中也含有增進抵抗力之物質。

去除引起發炎的火種

我們生活的環境中引起發炎的「火種」很多。空氣中、水中及土壤中的汙染越來越嚴重，對免疫發炎的影響也越來越明顯。這些發炎因素不是個人可以控制，但政府、商工及農業界的人是應該努力減低汙染。

食物中的化學添加物也越來越多，而其化學物來源經常不清楚。這些化學物引起免疫發炎反應機會大，因此吃這些含有添加物的食物要很小心。最好避免使用這類食物，盡量回到原始食物的烹飪，拒絕外來的化學添加物。

吸菸、嚼檳榔會引起體內呼吸道及口腔發炎，引起嚴重的肺部及口腔發炎疾病，最後還會引發癌症。香菸的菸草點火後，產生多種小分子化學物會引起肺部呼吸道慢性發炎，導致慢性阻塞性肺疾病（COPD）。這類慢性發炎症很嚴重，常常會有呼吸困難及肺部細菌感染。嚼檳榔時釋放出小分子化學物會引起口腔嚴重發炎，破壞口腔組織而產生癌。

最近一、二十年來，陸續有研究報告明確地指出，當牙齒清潔不佳時，牙齦發炎會引起全身的發炎疾病，因此，定時做好口腔清潔，可以減低牙齦發炎等問題。

消炎的植物補品

世界各國都留下多年累積下來的天然消炎植物補品。中醫的消炎草藥特別多，但中藥所謂的消炎藥，其實包含了抗感染及抗焦慮藥物，譬如說六神丸被列為消炎藥，但其主要作用是抗感染，可能其中含有抗生素。中草藥中的消炎藥有的來自草本植物，如蒲公英及小白菊；有的是乾樹皮，如柳樹皮及金雞納樹皮；其他還有蘆薈、甘草、當歸和肉桂。西洋也盛傳一些消炎草藥及香料，與中藥不謀而合。例如丁香、芫荽、薑黃、肉桂、九層塔都被認為有助抗炎，因此在歐美超市到處都可以買到。

最近還流行以真菌作為消炎祕方，如靈芝、牛樟芝及冬蟲夏草。許多人買了消炎中藥當茶喝，或加入食物當養生補品。有些人會將幾種混在一起做複方使用。但是到底這些中藥是否具有消炎功能？因實驗證據很少，對人體炎症的效果也沒有嚴格的人體試驗佐證。

消炎中藥是中國幾千年累積下來的寶藏，其中可能含有珍貴的抗炎成分尚待研究發現，但一般人當作養身消炎品食用，要擔心的可能是會有汙染物，食用後反倒引起發炎反應。

總而言之，要保持良好的免疫及適當的發炎，最重要的是過著規律及快樂的生活。日常要懂得紓壓，有足夠的睡眠與適量運動。三餐要吃得營養，可攝取含抗炎分子的食物。不抽菸、不嚼檳榔、喝少量酒，不必特別另外吃補藥，但如果覺得必須吃了才安心，請一定要選擇沒有汙染物且可信賴的商品。

第15章

免疫療法的願景

免疫療法無疑是現今許多醫學研究的最新發展趨勢，醫學界針對各種擾人的難解病症，如流行病感染、過敏、癌症或阿茲海默症等，仍不斷朝此方向尋找更新穎、更有效的解方。免疫的威力，將會持續在醫療上有最新且最有效的突破。

免疫療法是利用人體的免疫反應來治療疾病，這個療法的開山祖是發明種牛痘預防天花的金納醫生。後來巴斯德及馮・貝林將疫苗的免疫治療原理闡明，奠定了抗細菌及病毒感染的免疫療法基礎。

許多危害人類的病毒感染如天花、小兒痲痺及黃熱症都因為疫苗的威力而消失。嚴重的細菌感染也是如此，肺炎及腦膜炎都可以用疫苗預防。所有疫苗的做法都根據同樣原則：將病毒或細菌去毒，利用已去毒（毒性大減）的病原病毒或細菌做為疫苗打入人體，讓人體產生免疫反應，產生抗體，將入侵具毒性的病毒或細菌中和掉。

抗感染症的疫苗是醫學史上免疫療法的大勝利，感染症的免疫療法雖然相當成功，已經減除不少危害人類的病毒及細菌感染，但侵害人類的感染永不止息。一波嚴重感染被疫苗克服後，新的病毒或細菌大流行又發生，又得等待有效的疫苗。目前全球性的感染流行仍有愛滋病、流行性感冒、肺結核及瘧疾等急需有效疫苗。

感染症免疫療法新發展

我們台灣由於公共衛生及醫學的進步，瘧疾已經滅除，肺結核及愛滋病也沒達到緊急的程度，目前最需要疫苗的是流行性感冒及登革熱。以下就針對最近流感及登革熱疫苗的開發來做介紹。

流行性感冒（共通性）疫苗

流行性感冒（簡稱流感）是由流感病毒所引起，到了冬天天氣轉冷，流感病毒得勢，流行範圍會廣泛擴張。感染流感時會有發燒、咳嗽、喉嚨痛及全身痠痛等症狀，較可怕的則是有可能轉成肺炎。對年長者而言，肺炎會引起嚴重的病症及死亡。

流感分為A、B、C三型，A型容易引起大流行感染，而且病毒突變快，較難預測，所以最引發大眾關注。A型病毒是以病毒包膜上的兩種蛋白質H（hemagglutinin，中文為血球凝聚素）及N（neuraminidase，中文為神經胺酸酶）來命名，最常見的是H1N1及H3N2類型。H1N1有一段很可怕的歷史，它曾引起一九一八年西班牙流感大流行。名為西班牙流感是因其起源於西班牙，但流行遍布全歐洲大陸。這次大流行死傷無數，是最可怕的一次流感大流行。H3N2則是引起一九六八年的香港流感大流行。由香港開始傳到台灣、中國大陸，也引起很大傷害。這兩種A型流感目前是較常見的，但流行幅度不如上述兩次的大流行。其他還有二〇〇四年H5N1的禽流感流行。由於其致病凶猛，甚至引發國安威脅。

B型流感則比較溫和，不會引起大流行，其突變也較緩慢，主要分為維多利亞類及山形類。

每年流感病毒不同，世界衛生組織（WHO）每年都要預測明年的病毒種類，才能預先準備適當種類流感病毒疫苗。現代的疫苗都是四合一或三合一，意思是疫苗對象涵蓋A及B型流感。預測對的時候，疫苗的預防效果極佳；預測不吻合時則效果低，得流感的人多。

二〇一七至二〇一八年的冬天就是一個例子，因世界衛生組織預測與實際流行的種類不吻合，打疫苗的預防效率只有百分之三十左右，因此急診室的流感病人超多。不僅台灣如此，美國也一樣預測不準確。預測不吻合這狀況經常發生，並不是預測的技術出問題，而是流感病毒實在太善變了，每個季節都在變，毫無規則可循。

醫學研究團隊這幾年一直思考新的策略來解決流感疫苗的問題，最近的一個想法是「以不變應萬變」。他們用大數據分析各種不同流感病毒株的色膜蛋白質，發現除了善變的H及N蛋白質外，有一些蛋白質是每一類病毒都有表現。這些蛋白質突變低，較為穩定，經由基礎研究篩選，已經選了共同蛋白質做為疫苗株來開發共通疫苗（Universal vaccine），這種共通疫苗就不怕每個季節病毒的突變。最近已有報告顯示其可行性，希望不久的將來人類就能享用這個智慧結晶。

四合一登革熱疫苗

台灣每幾年就會遭受登革熱的蹂躪，造成社會不安。登革熱的病毒是靠蚊子做媒介傳染，因此在國家衛生研究院成立了蚊子研究中心，希望藉由滅蚊控制疾病，但根本上疫苗還是最有效的方法。登革熱疫苗開發多年，進步緩慢的主因是登革熱病毒有四種類型，只針對單一種病毒的疫苗效果不佳，而且有增高另一類型感染的嚴重性。

最近幾年學界一直在研發針對四種類型都有效的四合一疫苗。法國賽諾菲（Sanofi）公司於二〇一五年成功製造出一種四合一（tetravalent）疫苗，二〇一七年大規模在菲律賓接種，但沒想到發生嚴重事故。接種疫苗的少數兒童有嚴重副作用。由於當時是菲律賓選舉年，這些問題讓人民指責執政黨太早引進這個疫苗。疫苗停產，而且菲律賓政府要賽諾菲公司賠償。在臨床試驗時已發現這個疫苗適合給以前曾得過登革熱感染的人，但給從沒受過感染的人使用會有嚴重副作用，因此沒有感染過登革熱的兒童不宜接種這個疫苗。但菲律賓大規模接種疫苗時，有些沒受過登革熱病毒感染的幼童也接種，才會產生嚴重副作用。這個事件讓四合一疫苗的發展受到阻礙。

賽諾菲的四合一疫苗可預防登革熱，只是使用上要小心，不要給沒受過登革熱病毒感染的人接種。目前其他疫苗大公司也開發出四合一疫苗，正在進行臨床試驗中，相信不久將來登革熱將會疫苗征服。

過敏症的免疫療法新發展

疫苗的免疫療法不只用於預防感染症，也應用於預防及治療過敏症，其中開發最早的是乾草熱（即花粉熱）的免疫療法。

對花粉過敏的人還不少，每到花粉季節就會不停打噴嚏、流鼻水，讓生活極不方便。花粉熱與人類共存有很長的時間，但在醫學上花粉熱被認定是一種病症還是最近的事。十九世紀初，一位英國倫敦醫生約翰・波士托克自小每到夏天便會打噴嚏、眼睛癢、呼吸不順及頭痛，讓他很困擾，但夏天過去後就沒事了。他當醫生之後，將自身病歷發表在一個倫敦的臨床醫學會，其中詳細描述症狀。後來他又寫了另一篇報告描述有二十多個人有同樣的夏天痛苦。因為是夏天才會發生的，他稱之為夏天感冒。他試了很多不同的療法，包含當時流行的「放血療法」，並沒有效果。很有趣的是，夏天去海邊渡假時就幾乎沒事，生活得很好，不知道為何會如此。有人認為是因田裡長出來的草所產生的氣味而來，就給了一個名字叫「乾草熱」，這個名字在報章報導後於民間普遍使用，直到今日。

為什麼有些人夏天會得乾草熱？當時說法很多，可惜都不正確。五、六十年後，查理士・布萊克利提出的理論終被證實。布萊克利也患了乾草熱。有一次有人拿著一束藍草，他剛好站在旁邊噴嚏打不停，走開後便不再有症狀。他做了詳細研究，斷定夏天乾草熱是六月長出的新草花粉引起的。他認為是花粉中含毒物引發噴嚏，把眼睛搞得奇癢無比，不曉得自己是對花粉過敏。

過敏的觀念到了二十世紀初才開始萌芽。當時乾草熱被認為是對花粉毒素的一種特異體質過敏反應。醫學家開始試驗給乾草熱的人種小量的花粉萃取物。他們的想法是小量的萃取物打入體內後，體內會產生抗毒素的東西，把毒素中和掉。打一次萃取物不足以中和毒素，但打多次適當的量時，果然得乾草熱的次數減少，於是開始有系統地將花粉萃取物做成預防針。施用後對於倫敦附近得乾草熱的人有效。

那時以為這種預防針可以預防所有乾草熱，但後來發現在別的地區，這種預防針並不見效。其實，人的乾草熱是對某種特殊的草或樹的花粉過敏，因此有的地區夏天過敏是針對豚草花粉，但有的地區春天患過敏者較多，因為春天有許多樹與草開花釋出花粉。這些花粉與豚草花粉不同，因此豚草預防針對春天花粉引起的過敏鼻炎沒有效。後來才發明了花粉過敏測量法，把微量花粉萃取物打入皮下看是否有反應，有反應時表示對該種花粉過敏，再施以該種花粉萃取物做成的預防針。

乾草熱有季節性，因此叫季節性過敏鼻炎。但有的人對塵蟎、貓狗毛等過敏，而有常年性過敏鼻炎。這種過敏與花粉無關，用皮膚試驗可以偵察到過敏源頭。例如對貓狗毛過敏便不能養貓或狗；對塵蟎過敏要花工夫經常除塵；沒辦法時可以打塵蟎過敏預防針。

過敏的免疫療法也是以小毒攻大毒，醫學上稱之為去除敏感性，其效果沒有像抗感染的疫苗作用那麼神速。過敏的免疫療法要打幾個月的針，而且結果不是每個人都有效。很顯然的，過敏與感染的人體免疫反應是有很大的差異。

許多小孩子的氣喘是由於對塵蟎、狗、貓或馬的毛過敏而引發的，這類過敏氣喘是全年性的，每個季節都有可能發生。過敏性氣喘也可以用免疫療法預防。在一九五三年有一個長期性的臨床試驗，證明免疫療法是有效的。參與這個臨床試驗的小孩分為四組：一組是打鹽水，另三組則打不同劑量的萃取物。追蹤了十四年後，打高劑量的二組已戰勝氣喘，而打低劑量的與打鹽水沒甚麼差別。兒童的氣喘不全是外來的過敏引起，有的是內在的。內在的氣喘打免疫針便沒有什麼效果。

免疫療法也可以用來預防嚴重的過敏休克反應。有的人對盤尼西林過敏，打了盤尼西林抗生素後，極短時間內就全身不適，而且會發生休克，有生命危險。急救時以打腎上腺素最有效。這種針對盤尼西林的反應是屬於嚴重過敏，這種過敏引起細胞分泌許多會使血管擴張的因子，因此很迅速地產生休克。在一九六〇至七〇年代盤尼西林仍是抗生素之王，對盤尼西林過敏是非常嚴重的狀況，一旦發生感染，不能使用盤尼西林會喪失生命，因此需要用免疫去除盤尼西林過敏。去除過敏的方法是在皮下打小量盤尼西林，將劑量不斷增加，但因每次打針都有可能引起過敏休克，所以要把急救箱放旁邊，將腎上腺素準備好，旁邊還放著一桶氧氣。醫生往往比病人還緊張。一九八〇年後抗生素種類增加，新的抗生素取代了盤尼西林，因此不必再做這種讓人驚心的過敏解除。

花生也會引起過敏休克，這種例子越來越多，大部分發生於兒童身上，因此讓父母親很操心。記得有一次我在美國坐國內線飛機時，突然廣播響了，空服員很緊急地請機上乘客是醫生的人舉手。我舉起手，被帶去看一個八歲的小孩。這個小孩有嚴重的花生過敏症，他母親對每樣食物都很小心，連飛機上的食物也是如此。而這個小孩吃了點心後覺得怪怪的，他母親緊張起來，再次問空姐點心中是否含有花生醬。這位空姐向同仁請教後，回來說無法確定。這下把母親急死了，空姐只好趕緊找醫生幫忙。我看了小孩後發現狀況很正常，但為了小心起見，請空姐把緊急藥箱拿來，取出充滿腎上腺素的注射筒並把血壓器放在旁邊。小孩子還是好好地玩，母親則是焦急又生氣。觀察了半個小時後發現沒事，我向母親說明沒有花生過敏跡象。母親不但沒說謝謝還怒顏相對，我只好摸摸鼻子回到座位。

最近北歐醫學家試用免疫療法欲去除花生過敏，有了一些成功的案例報告。這種臨床試驗不太好做，因為在用小劑量花生時，無時無刻都有可能發生嚴重的過敏反應。

目前的過敏免疫療法缺乏特殊性，因此效應慢，而且有時會引起強烈過敏副作用。使用過敏原（allergen）如萃取的花粉成分來治療過敏，其功用是藉著導引控手T細胞。目前研究更深一步的過敏免疫療法，一種方法是分離出過敏抗原蛋白，然後找出過敏蛋白質中會引起過敏的肽，用化學方法製造這段肽，再將肽注射入皮下，作為過敏治療。這在實驗室已有相當好的研究成果，動物實驗已證明這種肽注射法可治療黃蜂致命的過敏及貓毛引起的過敏。其抑止過敏機制是促進控手T細胞的生長，釋放出大量白細胞介素十（interleukin 10，簡稱IL-10），因為IL-10會抑制過敏免疫細胞的反應。這種較具特殊性的過敏免疫療法對嚴重的過敏來說很重要。

癌症的免疫療法新發展

一百多年前，臨床醫師已觀察到得癌症的人受感染發高燒時，腫瘤反而會萎縮。有的醫學研究者還把細菌毒素打入癌症病人體內，希望可以治療癌症。

這是癌症免疫療法的開端。藉著細菌感染刺激體內的免疫系統來增加對癌細胞的抵抗力，但這種免癌療法成功機率很低。後來醫學家陸陸續續試驗免疫療法，但沒有找到對的方向，因為對癌細胞免疫反應的了解還不充分。由於試驗失敗，許多醫生對免疫療法採取懷疑的態度。

到了二十世紀後期，由於細胞免疫學的進步，癌症的免疫療法復活了，並且已成為與癌症作戰的重要武器。免疫治療也開始多元化的發展，有的是利用免疫蛋白質因子，有的是利用滅癌細胞的抗體，有的是供給免疫細胞，最近更發展出癌症疫苗。免疫治療不僅是技術進步，滅癌的目標已越來越準確。創新的抗癌免疫療法在前文已有敘述，這裡則做較全面性的解釋。

抗體生物製劑

十九世紀末埃爾利希提出抗體理論時，便提出抗體會認得癌細胞，但並沒有開發抗癌的抗體。實際上利用抗體治療癌症是一百年後的事。第一個成功案例是治療淋巴癌的單株抗體：利妥昔（Rituxin，學名 rituximab）。利妥昔的開發成功是建立在免疫學的重大發現及技術突破。一九七〇年代，小鼠單株抗體製造的技術被開發出來。到了一九八〇年代，可以把小鼠的單株抗體利用基因轉錄，製造成人體適用的人類化單株抗體。將近同一時期也發現了在淋巴癌細胞上表達一種特殊的蛋白，英文簡稱CD20。美國藥廠便利用人類化單株抗體技術，製造出抗CD20的抗體生物製劑。動物實驗結果顯示，此抗體藥劑能有效除去淋巴癌細胞。這個藥劑毒性不高，因此很快進入人體臨床試驗，效果相當驚人，對治療淋巴癌很有效。二十世紀末上市成為第一個抗體治癌的生物製劑。後來發現利妥昔不只對淋巴癌有療效，對免疫發炎症也有效。

利妥昔成功後，其他單株抗體治癌相繼而出，現在已有十幾種藥上市。除了治淋巴癌，也已經有單株抗體藥物治療肺癌、大腸癌及乳癌。其中有一類單株抗體是針對表皮生長因子受體而開發，我們比較熟悉的艾瑞莎（Iressa，學名Gefitimib）是一種小分子藥物，抑制表皮生長因子受體的活性。肺癌的生長是依靠表皮生長因子，把這個受體用抗體或小分子藥物抑制後，肺癌細胞生長也受到抑止。艾瑞莎經由臨床試驗，發現對白種人的肺癌效果不高，當藥廠正猶豫是否要停製時，沒想到艾瑞莎對東亞人（台灣、日本等國）的肺腺癌效果很好，成為肺癌的救星。

為何這個藥對白種人及東亞人的肺癌療效有這麼大的差異？其奧祕在於上皮生長因子受體的基因突變。美國白種人有肺癌的基因突變比例才百分之十，但台灣及日本人的突變比例高達百分之五十。上皮生長因子受體基因突變後，肺癌細胞活性高、長得快，而艾瑞莎是以上皮生長因子受體活性為標的發展出的藥，只對有基因突變的肺癌細胞具殺傷力，因此對台灣及日本的肺癌療效高。艾瑞莎的事故給藥廠帶來了警訊，但也演變成良機，他們發展出「標的」藥物（或稱標靶藥物）。標的藥物有的是抗體生物製劑，也可以是小分子藥物。已有不少標的抗癌藥物開發出來，對於治療肺癌、乳癌、大腸癌及黑色素皮膚癌都有相當好的療效。其中不少標的抗癌藥是抗體生物藥劑。

解除癌細胞閃躲免疫反應的抗體治療

癌細胞用很特殊的方法將免疫細胞綑綁住，使其無法傷害癌細胞。其中一種方法是以表達CTLA-4分子來抑止T細胞對癌的攻擊，另一種方法是表達PD-L1。最近藥廠已開發出抑制CTLA-4及PD-L1的單株抗體生物製劑用來治療惡性皮膚癌，果然有效而且有效期間很長，副作用不大。現在已有幾種CTLA-4及PD-L1的抗體藥上市。這群藥被稱為免疫檢查抑制藥物，是癌症免疫治療的新里程碑。有關這群免疫檢查點抑制藥在前文已有詳細介紹。

免疫細胞療法

免疫細胞療法的研究已進行多年，起初是取出病人的血，分離出具免疫性質的T細胞，再回注病人體內，治癌效果不顯著。後來取出病人已有免疫經驗的樹突狀細胞，清洗後注向病人則有效果，而且已應用於治療前列腺癌。

最近又有了突破性的發明，就是把癌症病人T細胞或樹突狀細胞分離後，用基因工程改變細胞內的抗原基因，增加對癌症的認知。不少實驗室進行不同方法的實驗，其中一種叫做CAR的T細胞療法對急性白血病（血癌）有效果。在上文已對CAR-T細胞治療有詳細介紹。

細胞素療法

細胞素是涵蓋一大群（上百種）會影響細胞成長或功能的蛋白質。有兩類被用來增強免疫反應，藉此抑止癌細胞，其中的白細胞介素二（IL-2）已用來治療惡性皮膚癌及腎細胞癌。另一類是干擾素（interferon），干擾素又分為第一型及第二型。第一型的干擾素已用在治療淋巴球癌。

癌症疫苗

抗癌疫苗的想法源自於感染疫苗，但癌症疫苗目前還看不到像感染疫苗戲劇化的成功，主要原因是癌細胞和正常細胞仍保持相似之處，疫苗開發就不像感染疫苗那麼順利。

另外一個原因是癌症開始發生時是無痛無瘤，因此早期疫苗不太可能有用，一旦癌形成偵察得到的腫瘤，疫苗的威力就不足了。即使如此，有不少實驗室還是不放棄這個觀念，想盡辦法尋找明顯可發展成疫苗的目標，同時用不同方法增進體內免疫。除了癌細胞疫苗外，這些實驗正嘗試以DNA、蛋白質或基因改變後的細胞當做疫苗。

卡介苗治膀胱癌

卡介苗（BCG）是預防肺結核病的疫苗，這個疫苗開發在二十世紀初。

當時肺結核的發生率高，影響社會較大，在十九世紀時就以牛痘預防天花一樣的模式，用牛的結核菌製作疫苗來預防人類的肺結核。但牛結核菌疫苗打入人體時，會引起人的肺結核病，其嚴重性不亞於人的肺結核菌。法國巴斯德學院的卡氏（Albert Calmette）及其同事介氏（Camille Guerin）把牛肺結核菌去活性後當作疫苗。打入人體後，去活性的疫苗已不會引起肺結核病，但仍會引發免疫反應。後人稱這個疫苗為卡氏及介氏疫苗，簡稱為卡介苗。卡介苗後來廣泛應用於結核病的預防，終於控制住肺結核病。

卡介苗後來也使用於癌症的免疫治療。一九五九年首次在動物實驗發現可以抑制癌的生長，到了一九八〇年代，一系列的實驗發現對膀胱癌有效。早期卡介苗直接注入膀胱表面的膜會引發體內免疫系統將膀胱癌細胞抑制滅除。卡介苗已成為治療膀胱癌的重要生物藥劑。這真是免疫的奧妙，卡介苗不只征服了肺結核，也擁有治癌的威力。

最近幾年癌的免疫治療進步神速，令人興奮，而這只是個開頭，將來的新治療方法及應用會使效果更加可觀。

自體免疫疾病的疫苗療法

以疫苗治療自體免疫疾病聽起來很矛盾。疫苗的本意是增加抵抗細菌、病毒或其他被認為異體之物質的免疫力。自體免疫疾病就是因為不認自體蛋白質所產生的免疫病，如此施用疫苗不就會加強自體免疫反應？其實並不矛盾，因為人體的免疫系統有內在的調控方式。免疫細胞是要攻擊外來微生物或異體物質，若沒有內在控制，很容易過火而引起嚴重發炎及正常細胞破壞。要讓免疫威力運作適當不過火，免疫系統是靠控手T細胞及其所釋放抑制免疫過火的細胞素。

重要的抑止免疫細胞素有IL-10、干擾素，而由樹突狀細胞釋放出的前列腺素PGE2及犬尿氨酸（kynurenine）也會增加控手T細胞，加強免疫抑止。用疫苗治療自體免疫疾病就是根據這個原理。抗原分解後的肽，用來增加控手T細胞，便可減低自體免疫產生的細胞破壞及組織發炎，以這種策略開發肽的疫苗，在動物實驗上已有些初步成果，表示這種想法可行，將來在這方面的治療是可觀的。

阿茲海默症的免疫療法

類澱粉蛋白（amyloid β protein，簡稱Aβ）凝聚及沉澱，是引起阿茲海默症的重要分子機制。這個蛋白已成為醫學研究重點，是預防及治療的標靶。最近的研究是以這個蛋白做為疫苗的抗原。疫苗的策略是取得類澱粉蛋白的抗原肽以肽做成疫苗。人體對肽產生抗體，利用抗體排除Aβ凝集體。這個疫苗已經做了初步臨床試驗，在安全方面沒有問題。而這也是阿茲海默症以免疫治療的開端，相信未來還會有其他免疫治療的方法。

免疫治療將會繼續廣泛應用在治療其他重要慢性病如糖尿病、巴金森氏症等等。雖然各方研究目前都正在起步，但一些原則性的實驗已證明其可行性，因此將會有更多令人期待的實驗報告。

免疫治療是很有威力的療法，要發揮其威力必須有踏實的基礎研究為根基，並找到對的時間做治療。相信未來許許多多困擾人類已久的疾病都有機會一一以免疫的威力來終結與克服。

國家圖書館出版品預行編目（CIP）資料

免疫的威力：免疫力,就是最好的醫生!治癒過敏、發炎與癌症的免疫醫療法 / 伍焜玉著. -- 初版. -- 臺北市：遠流, 2019.03
面； 公分
ISBN 978-957-32-8445-1(平裝)

1.免疫療法 2.健康法

418.29 107023796

免疫的威力

免疫力，就是最好的醫生！治癒過敏、發炎與癌症的免疫醫療法

作者／伍焜玉

主編／林孜懃
校對／張艾茹
封面設計／萬勝安
內頁設計排版／陳春惠
內頁繪圖／林一先
行銷企劃／鍾曼靈
出版一部總編輯暨總監／王明雪

發行人／王榮文
出版發行／遠流出版事業股份有限公司
104005 台北市中山北路一段11號13樓
電話／（02）2571-0297　傳真／（02）2571-0197　郵撥／0189456-1
著作權顧問／蕭雄淋律師
□2019年3月1日 初版一刷　□2022年5月25日 初版八刷

定價／新台幣360元（缺頁或破損的書，請寄回更換）

ISBN 978-957-32-8445-1

遠流博識網 http://www.ylib.com E-mail: ylib@ylib.com
遠流粉絲團 https://www.facebook.com/ylibfans